JN427494

AI시대 보건의료산업인을 위한

헬스케어 발명특허와 기술사업화

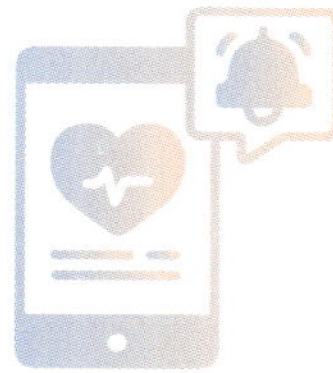

김성훈 지음

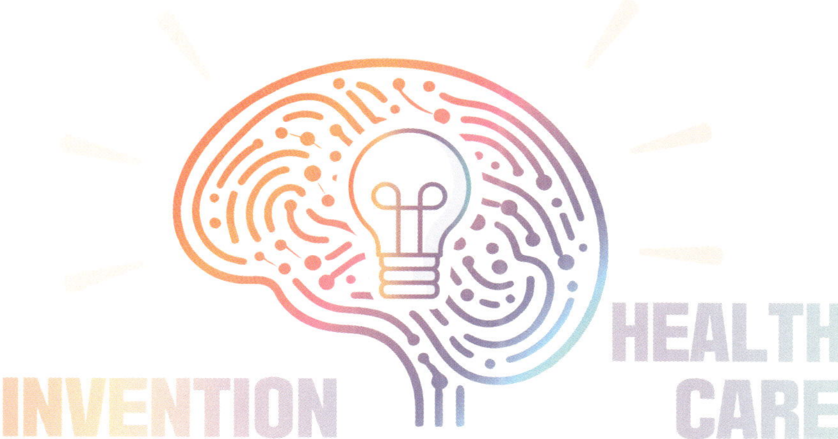

도서출판 대한의학

저자 약력

김성훈

한양의대 졸업, 의학박사

울산의대 서울아산병원 마취통증의학교실 부교수

한국방송통신대학교 정보통계학(이학사)

아산생명과학연구소 지식재산실, R&D사업단 담당교수

대통령소속 국가지식재산위원회 ICT특허경영대상

보건복지부장관상, 교육부장관 표창

울산의대 올해의 교수상(우수연구부문)

보건산업진흥원 연구중심병원 육성과제 총괄책임교수(2유닛)

중소기업벤처부 창업진흥원 사내벤처육성과제 최우수상

머리말

어릴 적 장래희망은 늘 '발명왕'이었다. 또래 친구들 장래희망을 '과학자'라고 할 때 나는 발명왕을 고집했다. 당시에도 실용화에 관심이 컸던 것일까, 발명가도 아니고 발명왕이면 얼마나 많은 발명을 해야 되는 걸까? 그 시절 과학자는 뭘 하는지, 발명이 어떤 건지 의미를 정확히 몰랐을 테지만 발명왕을 꿈꾸었던 건 아마도 윤승운 작가의 <요철발명왕>의 영향이 있었던 것 같다. 주인공 요철 군은 집 안에 비밀연구소를 차리고 틈만 나면 새로운 것을 만들어냈다. 쥐 잡는 기계, 고기 잡는 망태 같은 작은 발명품부터 시작해서 잠수함, 타임머신, 우주선 같은 대형 개발 프로젝트도 거침없이 추진했다. 많은 이들이 기억하고 있는 <요철발명왕>의 명장면은 주인공이 자신의 비밀 발명연구소로 들어가 '오늘은 뭘 만들까' 고민하는 모습일 것이다. 요철이의 발명 이야기는 언제나 이 연구소에서부터 출발한다.

2008년 전공의 3년 차 때 첫 발명특허를 출원해 보았다. 전공의 수준에서 맞닥뜨린 문제를 해결해보고자 제안한 특허로 처음에는 조악한 수준의 발명이었다. 초기 아이디어 스케치 단계에서 동료들의 의견을 반영하고 지도교수님의 조언을 받아 점차 그럴듯한 발명으로서 구색을 갖추어 갔다. 3년에 걸친 후속개발로 시제품 단계까지 개발할 수 있었고, 결국은 생애 첫 기술이전까지 이룰 수 있었다. 최종 제품화에는 실패하였지만 당시 경험에서 큰 성취감을 맛볼 수 있었다. 2015년 의과대학 조교수 발령을 받자마자, 당시 조직을 재정비하던 '지식재산실'의 호출을 받았다. 본교(울산대학교) 산학협력단에는 기술사업화 조직이 갖추어 있지만 병원에는 담당직원 몇 명 외에는 이렇다 할 전담조직이나 장기적 전략수립은 상대적으로 부족한 상태였다. 김종재 연구원장님의 전폭적인 지원으로 영상의학과 이덕희 교수님이 병원내 지식재산과 기술이전을 전문적으로 관리하는 팀을 확충하던 와중에 담당교수의 역할을 제안받은 것이다. 스스로가 햇병아리 교수에 불과했지만 지식재산실이 출범한 이후 팀원들의 업무진행을 돕고 기술가치평가 자문이나 발명심사 등 실무를 경험하면서 지재권의 개념을 이해하고 무한한 가능성에 대해 눈뜨게 되었다. 그 이후로 김재승 교수님, 강동화 교수님 등 기술사업화 경험이 풍부하고 탁월한 역량을 가진 실장님을 연거푸 모시게 되어 각기 다른 업무스타일과 추구하는 주안점을 가까이서 지켜보면서 많이 배우고 성장할 수 있었다. 특히 병원에서 수행되는 모든 연구의 가장 초기 결과물인 특허를 검토하고 최신 연구동향을 살필 수 있는 경험은 무엇과도 바꿀 수 없는 귀중한 시간이었다. 그렇게 새로운 영역에서 고군분투하던 사이에 지식재산실은 특허출원뿐 아니라 기술이전과 제품화를 비롯한 기술사업화 전략의 전반을 담당하는 R&D 사업단으로 성장하였다. 부교수로 승진한 이듬해 연구중심병원 육성과제의 총괄책임자를 맡게 되었다. 병원의 진료역량과 연구인프라를 개방하여 실용화를 돕는 보건복

지부의 대표적인 사업이다. 연구중심병원 과제를 시작한 직후 그간의 연구성과를 발판으로 스타트업을 창업하였다. 교원 발령 후 10년의 기간 동안 사업단 담당교수로 8년, 연구중심병원 책임자로 4년, 스타트업 대표로 3년을 최일선에서 경험하였다. 병원에서 일어나는 기술사업화의 한복판에 있으면서 나름대로의 역량과 진지한 문제의식을 갖게 되었다.

병원에서의 발명과 특허는 어떤 모습이어야 할까? 아니, 좀 더 근원적인 질문을 던져보자. 왜 의료인이 특허와 기술이전을 알아야 할까? 대학병원 교수들은 진료와 교육만 수행하기에도 이미 바쁘다. 연구의 성과물로 논문이면 충분하지 특허는 왜 내야 하고 기술이전이나 기술사업화까지 생각해야 하는 것일까? 그동안 의료 현장경험에서 보면 기업들이 우수한 의료 기술력을 바탕으로 시장을 제패할 수 있을 것이라고 믿고 제품개발을 하는 경우가 많이 있다. 그러나 많은 기업들이 기술은 완벽한데 시장에서 필요로 하지 않는 제품을 만들었거나, 건강보험수가 적용을 받을 수 없는 제품, 사용자의 요구를 파악하지 못한 제품으로 처음 원점에서 다시 검토하게 되는 경우가 있다. 기술사업화 과정에서 의료인의 강점과 역할은 무엇일까? 의료인은 의료기기와 의약품의 최종사용자이기 때문에 진료현장에서 미충족 의료수요를 가장 잘 이해하는 당사자이다. 제품개발 초기부터 관심을 갖고 개발자들과 토의해야 결과물이 엉뚱한 곳으로 가지 않을 수 있다. 또한 본인이 진료과정에서 불편지점(pain point)을 발견하고 문제를 재정의하고 해결책을 구체화하는 과정에서 자연스럽게 신의료기술, 혁신의료기술이 도출될 수 있다. 따라서 의료인에게 특허는 더욱 중요하다. 결국 의료인이 적극적으로 참여해야 진료현장의 목소리를 담아낼 수 있고 만들어진 제품을 임상시험으로 검증하고 산업체의 개발방향을 가이드해 줄 수 있다.

제발 사고 좀 치지 말고 '공부나 해'라는 것이 <요철발명왕>에 담긴 교훈적 결말인도 모른다. 단념하라는 충고와 호통도, 말도 안 된다는 수군거림 속에서도 요철은 '뭘 만들어야' 할지를 고민했다. 남들은 그것이 또 다른 걱정을 만드는 일이라 했지만 요철은 그것이 지금의 걱정을 해결하는 일이라 믿었다. 그리고 매일매일 뭘 만들었다. 뭘 만들까? 지금은 뭘 만들어야 할까? 병원의 의사들도 때로는 환자만 열심히 보라는 요구를 받는지 모르겠다. 물론 진료는 의사의 본분이며 존재이유다. 그렇지만 산학연병의 가치사슬에서 의료인의 역할도 매우 크고 중요하다. 의료인들이 특허와 기술이전에 더욱 관심을 갖고 기술사업화의 중심에서 맡은 바 역할을 다할수록 그간의 높은 진료성과에서 더불어 더욱 큰 부가가치를 창출할 것으로 믿는다.

출판 과정에서 부족한 원고를 꼼꼼하게 검토하고 오류를 바로잡아준 울산대학교 산학협력단 산학자산운영팀 김대겸 파트장님, 병원기반 교수창업의 정책적 방향성을 짚어주고 조사자료를 제공한 과학기술정책연구원 김석관 박사님, 그리고 어려운 와중에 흔쾌히 출판을 결정하고 추진한 도서출판 대한의학에 다시 한 번 감사를 드린다.

2024년 11월

김성훈

추천사

다양한 기관들의 연구 기능과 분야는 필연적으로 차이를 보일 수밖에 없고 사회의 모든 영역은 연구개발의 산물로 발전을 구가해 왔다. 최근 의료 분야에 있어서는 병원 중심 R&D의 역할이 그 어느 때보다도 강조되고 있고 굳이 그 가운데에서도 핵심 키워드를 들자고 하면 '디지털'과 '실용화'다.

실용화라는 개념은 결국 새로운 치료기술개발과 산업생태계 활성화라는 두 가지 숙제를 해결하기 위한 것으로, 그동안 의료 현장에 적용되지 못하고 논문 발표 단계에서 머물고 말게 되는 경우가 많았던 병원 R&D의 한계를 경험하고 이를 극복하기 위함이다. 그렇다면 실용화 연구의 시발점은 무엇인가 하는 의문을 가지게 되는데, 이에 대한 해답은 새로운 기술의 지식재산권 확보이다.

이 책의 저자 김성훈 교수는 마취통증의학과 의사이면서 연구자이다. 그는 이 책에서 발명왕을 꿈꾸던 어린 소년이 의학자로 성장해 가면서 의료 현장 문제의 해결을 위한 노력 가운데 몸소 느끼고 배운 중요한 사실들을 '발명특허'와 '기술사업화'라는 관점에서 기술하고 있다. 동료 및 후배 연구자들에게 특허와 기술사업화의 중요성을 본인의 경험을 포함한 다른 사례들을 들어가며 효과적으로 설명한다. 더불어 인공지능의 본격적인 도입이 이들에 미치고 있는 지대한 영향에도 독자들의 이해를 돕도록 하였다.

의료계에 당면한 여러 어려움이 있지만 병원 기반 R&D에 미래를 위한 열쇠가 있다 하겠다. 김성훈 교수가 얼마나 치열하게 살고 바쁜 사람인지를 잘 아는 나는 그가 어떻게 시간을 내어 모든 병원의 연구자들에게 큰 도움이 될 이러한 분량의 책을 준비하였는지 놀랍기만 하다. 담겨있는 모든 내용들은 병원 연구자들에게는 훌륭한 지침서로, 산업계에 있는 동료들에게는 병원 기반의 R&D의 특성에 대한 매우 유익한 소개서가 될 것으로 확신한다.

2024년 11월

아산생명과학연구원장 **김종재**

목차

저자 약력 3
머리말 4
추천사 8

A I 시 대 보 건 의 료 산 업 인 을 위 한

헬스케어 발명특허와 기술사업화

발명 특허란 무엇인가 16

특허출원 전 준비사항 20
- 선행기술조사와 특허 데이터베이스 20
- 특허맵의 활용 23
- 인용문헌 및 조사보고서 26

특허출원 절차 29
- 특허청 제출서류 작성 29
- 출원 수속 진행 절차 30
- 특허출원 시 유의사항 31

권리 측면에서 특허제도 살펴보기 33

[판례로 보는 바이오의료기기 특허소송]
#1 코비디엔, BIS 모니터링 기기개발 애스펙트사 인수 37

특허 명세서 작성법 40
특허공보 40
특허 명세서 구성 42
'발명의 상세한 설명' 파트의 활용 43
청구항 작성시 유의사항 45

거절통지에 대한 대응전략 47

해외특허 49
출원 기한과 절차 49
해외 출원과 속지주의 52

디자인 특허와 상표권 54

[판례로 보는 바이오의료기기 특허소송]
#2 박스터, 마취제 용기 특허에 대해 경쟁사 고소 56

의료관련 발명과 보건의료기술 58

특허제도 이모저모 62
출원공개제도란? 62
선사용권 제도란? 63

특허침해의 판단과 대응법 65

[판례로 보는 바이오의료기기 특허소송]
#3 애플워치, 마시모의 특허침해로 수입 금지 조치 68

신산업분야 특허 동향과 전망 71

헬스케어 영역에서 인공지능기술 73

인공지능 특허출원 전략 74

인공지능 특허를 받기 어려운 사례 77

보건의료 신기술 특허출원 전략 81

사물인터넷(Internet of Things, IoT) 81

디지털치료제(DTX) 82

생성형AI 83

SaaS (Software as a Service) 84

비지니스모델(BM, Business Model) 특허 85

바이오 기술개발과 특허 86

[판례로 보는 바이오의료기기 특허소송]

#4 머크의 블록버스터 특허만료일 단축 소송 89

연구개발 단계에서 특허 정보 활용 91

연구성과물로서 특허 94

학술논문과 특허의 관계 94

학회에 발표한 기술의 특허보호 98

논문 발표 시 국내우선권 주장출원의 활용 99

직무발명이란? 101

직무발명 제도의 이해 101

대학교수 및 겸직 교원의 직무발명 104

외부기관과 공동연구 수행 시 주의사항 107

외부기업과의 공동연구과제 107

해외 연구자와의 공동연구과제 108

MZ연구원들과 일하기 110

'3요'를 아시나요? 110

MZ세대의 특징 #1. 수평적 문화 선호 111

MZ세대의 특징 #2. 가치 있는 일을 하고 싶다 112

MZ세대의 특징 #3. 개인 취향과 사생활을 중요시 114

그렇다면 '3요'에 대한 적절한 대응은? 115

연구기관의 특허경영 및 기술사업화 전략 117

비밀유지계약이란? 121

기술이전 협상전략 123

기술료 책정 125

성공적인 기술마케팅 전략 127

기술가치평가와 기술성숙도 130

기술가치평가 절차 130

기술성숙도 TRL 지표 132

[판례로 보는 바이오의료기기 특허소송]

#5 국내중소기업, 글로벌기업 상대로 특허분쟁 승리 135

기술지주회사 137

미국과 한국 대학의 기술사업화 방식의 차이 140

직접사업화를 위한 스타트업 설립 144

창업 절차 및 관련 법령의 이해 144

개인기업과 법인기업의 차이 145

사업계획서 작성시 유의사항 147

스타트업과 특허출원전략 148
스타트업에서 지식재산권 보유 필요성 149
사업계획서와 기술가치평가의 활용 151

기술기반 스타트업의 자금조달과 투자유치 전략 152
자금조달과정에서 특허의 역할 152
기술기반창업에서 투자유치자료(IR) 155

국내외 헬스케어 투자환경과 병원기반 교수창업 158

미국 대학 창업교육 프로그램과 교수창업 지원 정책 162

미니 인터뷰 조지아텍 의공학과 여운홍 교수 168

참고자료 참고자료 170

별첨 1. 산학연협력기술지주회사 설립운영 현황 (2021.12.31. 기준) 171
별첨 2. 병원기반 교수창업기업 현황 (2022년말 기준) 174
별첨 3. 미국 주요 대학의 교직원 스타트업 창업 규정 183

AI시대 보건의료산업인을 위한

헬스케어 발명특허와 기술사업화

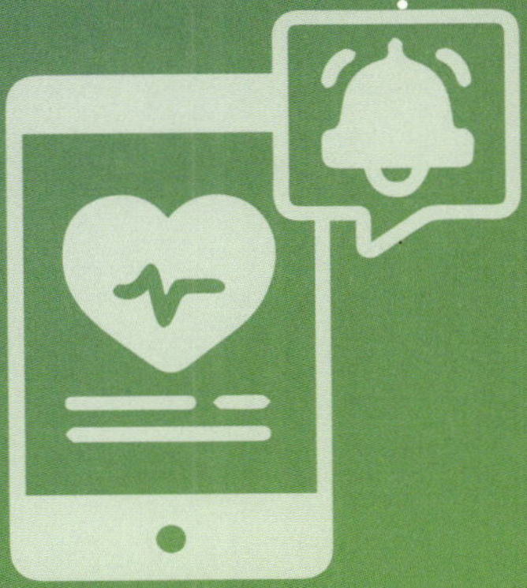

발명 특허란 무엇인가

세계 최초의 특허법은 1474년에 제정된 베네치아 특허법으로 알려져 있다. 당시 이탈리아 북부 베네치아에서는 모직물 산업의 경쟁이 심했는데 상인들이 제조기술을 보호받기를 원해서 이를 위해 특허라는 개념이 처음 창안되었다고 한다. 특허가 제도적으로 확립된 것은 영국의 독점법 제정으로 알려져 있다. 영국 왕실은 발명가에게 특허 등록료를 받고 특허권을 남발해 왔는데 1623년 전매조례로 비로소 특허가 법제화되었다. 이후 영국에서는 방적기, 증기기관 등의 과학기술의 폭발적인 발전이 이루어졌고 이는 산업혁명의 토대가 되었다. 미국은 헌법에 특허에 대한 사항이 있을 정도로 특허를 매우 중요시한다. 미국 특허 1호는 무엇일까? 1836년 7월 13일에 발행된 '철로 및 기타 도로를 위한 증기기관차 엔진(Locomotive steam-engine for rail and other roads)' 특허이다. 서부 개척시대를 대표하는 상징적인 특허인 셈이다. 이후 미국에서는 에디슨, 라이트 형제, 포드, 벨, 오티스 등 발명가들에 의해 수많은 특허가 쏟아져 나왔고 대부분 해당 분야의 산업화로 이어져 미국을 세계 제일의 경제대국으로 만드는데 기여했다. 미국은 출발 자체가 스타트업 같은 개념으로 시작한 국가이고 이러한 과학기술의 발전이 현재의 미국을 이끌었다고 해도 과언이 아니다. 우리나라는 순종2년 1908년에 특허령 제정으로 특허제도가 처음 도입되었고 1946년 특허원이 설립되면서 본격적인 특허제도가 시행되었다. 이후 우리나라의 특허제도도 꾸준히 발전되고 정착되어 왔는데 국내 특허출원은 2022년 기준 연 23만 건에 이르며 출원건수로 세계 4위 규모로 성장하였으며 질적인 수준도 상당히 높다.

이렇듯 특허제도는 발명을 보호하고 장려함으로써 기술 발전을 촉진하고 국가산업발전을 도모하며 발명자에게는 기술공개의 대가로 특허권이라는 재산권을 부여함을 목적으로 한다. 즉 유익한 발명을 한 사람에게 인센티브를 부여하여 창작활동을 장려하는 것이 특허제도의 목적이라고 하겠다. 하지만 특허권이 단순히 금전적 보상을 하는 데 그치지 않고 재산권으로서 강력한 독점성을 지니기 때문에 이로 인한 경제질서에 대한 부정적 효과에 대한 우려도 있다. 그럼에도 불구하고 특허제도는 발명에 대한 구체적인 정보를 공개함으로써 누구나 알 수 있게 하는 정보제공 기능이 있기 때문에 특허제도가 지탱되는 측면이 있다. 따라서 각국의 특허법은 정보공개의 실효성을 높이기 위한 조항을 두고 있고 이를 어길 경우 특허를 거절할 수 있도록 하고 있다(한국 특허법 제42조, 62조).

특허 출원이란 법률적 용어로 특허를 받기 위해 이행하는 출원을 말한다. 특허출원을 할 때는 발명의 내용을 기재한 명세서, 권리의 요구범위를 기재한 특허청구범위(청구항, Claim), 발명내용을 설명하는 도면과 발명 내용을 간결하게 기재한 요약서를 제출해야 한다. 특허출원의 요건으로 다음과 같은 내용을 갖추어야 한다. 우선 특허법이 보호하는 발명인지의 여부가 중요하다. 특허법에서 정의하는 발명의 요건은 자연법칙을 이용한 기술적 사상의 창작으로서 고도한 것을 말한다. 자연법칙이란 물리적, 화학적, 생물학적 원칙뿐 아니라 경험법칙도 포함한다. 제도나 방법 등이 인위적인 것은 자연법칙을 이용한 것이 아니므로 특허가 될 수 없다. 기술적 사상이란 목적을 달성하기 위한 생각이 어느 정도 구체성을 갖는 수단으로 나타나 최소한 기술로서 성립 가능성이 있어야 한다. 창작성이란 종래에 알려지지 않은 새롭게 만들어진 것으로 신규성이 있는 기술인지 여부가 중요하다. 이미 세상에 널리 알려진 기술은 특허의 대상이 될 수 없다. 흔히 의료인의 경우 해외학회에 논문발표를 하는 경우가 있는데, 만일 특허출원 없이 학회나 논문을 통해 발표하게 되면 이미 알려진 기술이 되어 본인의 기술임에도 나중에 특허를 출원할 수 없게 된다. 이전부터 존재하던 것을 단순히 찾아내는 발견과는 구별되어야 하며 발견은 특허의 대상이 아니다. 고도성이란 기존 기술분야에서 통상의 지식보다 창작의 수준이 높아야 한다는 것을 의미한다. 고도성의 여부는 주관적, 객관적, 지역적 및 시간적으로 일정한 기준에 의해 판단해야 한다. 마지막으로 특허는 산업상 이용할 수 있는 것이어야 한다. 특허법은 그 목적상 산업에 이바지할 수 있는 발명만을 보호하고 있으므로 아무리 기술 자체가 뛰어나더라도 실제 산업에서 활용할 수 없는 기술은 특허법에서 보호받지 못하며 의미가 없다.

특허에서 진보성이란 어떠한 발명이 단순히 새로울 뿐만 아니라 기술발달에 진보를 가져온 데 대하여 사회가 부여하는 일종의 대가로서의 독점권이다. 여기서 특허법은 신규성과 독립된 특허요건으로서 진보성을 규정하고 있다. 진보성의 개념에는 출원발명과 선행기술 간의 기술적 차이가 그 발명이 속하는 기술 분야에서 통상의 지식을 가진 자(당업자)에게 자명한 경우에는 그 출원발명은 사회에 대하여 아무런 기여를 한 바 없기 때문에 특허권이 부여되지 않는다.

특허출원 전 준비사항

선행기술조사와 특허 데이터베이스

연구수행에 있어 선행연구조사란 자신이 연구하고자 하는 동일한 주제로 다른 연구자들이 어떻게 연구했는지 알아보는 가장 기초가 되는 과정이다. 마찬가지로 특허출원에 있어서도 출원하고자 하는 기술에 대하여 이미 같은 내용으로 출원되어 있는지 미리 확인하는 절차가 필요하다. 특히 특허법상 대부분 국가에서 선출원주의를 채택하고 있기 때문에 누가 먼저 제품을 개발하고 상품화했는지 여부와 무관하게 가장 먼저 특허를 출원한 사람이 권리를 얻을 수 있다. 따라서 기존에 동일한 기술이 공개되어 있다면 특허를 출원할 수 없다. 그러나 이미 비슷한 사안이 특허로 등록되어 있다 하더라도 기술의 차이점을 명확하게 설득하여 특허청 심사관으로부터 인정을 받는다면 충분히 특허를 취득할 수 있다. 이렇게 기존의 특허 출원 내용들을 조사하여 출원 예정인 기술이 기존 특허 내용들과 차별화된 신규성이나 진보성이 있는지 여부를 확인하여야 하는 과정을 선행기술조사라고 한다.

선행기술조사는 의무사항은 아니다. 그렇지만 사전 조사에서 동일하거나 유사한 선행기술을 알게 되면 특허출원 시 이를 바탕으로 선행기술로부터 회피대책을 강구하여 특허등록률을 높이는 전략으로 활용할 수 있다. 선행기술조사 과정에서 연구 개발 방향을 재설정하여 불필요한 지출이나 연구역량의 소진을 방지할 수 있으므로 초기 개발 단계에서 적극적으로 검토해야 한다. 또한 선행기술조사 결과를 기반으로 우선심사 신청을 할 수 있다. 자체 선행기술조사 결과는 우선심사 신청인이 출원된 발명에 관하여 직접 선행기술을 조사한 결과를 말한다. 특허청에서는 우선심사 신청요건 중 하나인 긴급처리 필요성을 우선심사 신청인이 자체 선행기술조사 결과를 제출하여 소명하는 것으로 판단하고 있다.

특허청에 따르면 빠른 권리확보 및 특허발명의 조기 보호와 더불어, 무의미한 기술 공개를 방지하기 위해 우선심사 제도를 개편하고 있다. 2024년 주요 개정사항은 아래와 같다.

- 긴급처리 필요성이 떨어지는 전문기관 선행기술조사의뢰 및 65세 이상인 사람 및 건강에 중대한 이상이 있는 자의 우선심사 항목 삭제.
- 인증을 받은 재난안전제품과 관련된 출원에 대한 우선심사 항목 추가.
- 국가전략기술 연구개발과제의 결과물과 관련된 특허출원도 우선심사 대상으로 추가.

이에 따라 첨단기술 및 국가전략기술 분야의 기업, 연구개발기관 등이 우선심사를 통해 빠른 심사 결과를 받아 볼 수 있을 것으로 기대된다. 특히 2022년 반도체를 시작으로 2023년 디스플레

이에 이어, 2024년 상반기에는 이차전지까지 첨단기술 우선심사 분야가 확대될 예정이다.

선행기술조사는 특허 전문 데이터베이스를 활용한다. 특허문헌에는 공개특허공보나 공고특허공보와 같이 가공되지 않은 원문을 의미하는 1차 자료와 이러한 원문을 요약하여 초록을 만든 2차 자료가 있다. 3차 자료는 1차 또는 2차 자료에의 접근을 용이하도록 주로 서지사항을 가공하여 수록한 자료를 말하며 분류별, 출원인 별, 대응특허 별 서비스 등이 있다. 이러한 특허 데이터베이스는 논문 데이터베이스에 비해 서지정보의 표준화가 잘 이루어져 있어서 검색과 통계처리가 상당히 편리하다. 기술적으로 모호한 표현이나 표기상 오류들은 특허청 심사과정에서 대부분 교정되기 때문에 일반적인 데이터베이스에 비해 비교적 높은 완결성을 갖는다. 특허 데이터베이스의 또 다른 특징으로 국가별로 공인된 하나의 데이터베이스만을 운용하고 있으므로 한 번의 서지정보 검색으로 해당 국가의 공식적인 전체 문서에 대한 분석이 가능하다. 우리나라의 특허정보는 키프리스(http://www.kipris.or.kr)에 접속하여 검색을 수행하고 결과물은 엑셀(.xls)이나 텍스트파일(.rtf)로 손쉽게 다운로드 받을 수 있다. 최근에는 구글특허(http://patent.google.com)에서도 편리하게 검색하고 상호인용 정보를 확인할 수 있으며 특히 해외특허의 경우 유용하게 활용할 수 있다.

특허맵의 활용

특허맵(Patent Map)은 특허들 간의 관계를 보여주는 지도와 같은 것으로 특허 데이터베이스에서 특허자료를 수집하여 기술동향, 출원인의 소속과 규모, 기관별 특허권 확보현황 등 다양한 정보를 목적에 따라 시각적으로 나타낸 것을 말한다. 특정 분야에 대한 연구를 시작할 때 특허맵의 내용을 잘 살펴보면 각 기술들 간의 연결관계나 특정 기술분야의 과거로부터 최근까지 발명인과 기술에 대한 법적인 권리관계나 연도별 기술 변화 추이 등 새로운 관점의 정보를 얻을 수 있다. 또한 특허경영 측면에서도 선행기술의 존재, 공백기술에 대한 정보, 특허권의 범위와 침해가능성, 선도기업과 유사분야 연구자의 기술력, 경쟁사의 동향이나 신제품 현황 등 경영정보를 얻을 수 있다. 우리나라 특허청에서는 매년 24개의 핵심기술 분야에 대해 특허맵 작업을 진행하여 일반에 공개하고 있다. 일부 대기업에서는 신규 프로젝트 기획단계에서 반드시 특허맵 작업을 의무화하기도 한다. 뿐만 아니라 연구자 개개인의 연구기획 단계에서 해당 분야에서 기술동향파악을 위한 소규모의 특허맵 작업도 충분히 가능하다. 특허 데이터베이스를 활용한 검색과 간단한 분석으로 누가 무엇을 어느 수준까지 진행하고 있는지 손쉽게 정리가 가능하며 이러한 정보는 연구 방향을 설정하고 계획을 수립하는 데 큰 도움을 줄 수 있다.

특허맵의 활용목적과 용도

목적	용도
연구개발전략 수립 (Tech Map)	R&D동향 파악, 공백기술 분야 파악, 주요 특허 파악 기술분야의 체계 파악, 해당 분야에서 자사의 기술적 위치 설정
경영전략 수립 (Management Map)	경쟁사 동향 파악, 시장동향 및 상품의 변혁과 흐름 파악 신규 사업방향 및 가능성 파악, 자사기술 매각, 해외진출, 기술도입 사업화 시 주의를 요하는 권리 파악
특허전략 수립 (Claim Map)	정보제공, 이의신청 및 무효 심판 등의 자료 특허 관리망 형성 강력한 특허권 취득을 위한 명세서 작성의 기반자료

특허출원 건수는 특정 주제에 대한 연구개발활동이 어느 정도로 활발하게 진행되는지 파악하는 정량지표로 사용될 수 있다. 특정 기술의 국가별, 연도별 추이를 살펴보거나 국가별 출원인의 비중 등을 파악할 수 있으며, 세부적인 기술분류별로 특허 출원 건수의 추이로 해당 분야의 연구개발이 활발한지 분석해 볼 수 있다. 출원된 국가별로 분석할 경우 어느 시장을 타겟으로 하는지 유추해 볼 수 있으며 각 시장 별로 특허의 중요도를 파악할 수 있다. 바이오 분야의 경우 대개 미국이나 PCT출원에 대한 최근 5년의 출원인 및 출원 건수를 조사하는 방식으로 주요기술이나 대체적인 동향파악이 가능하다. 또한 과거로부터 연도의 특정 구간별로 추출하여 출원건수와 출원인의 수를 파악하여 그래프로 나타내면, 해당기술이 시장의 성장단계인 태동-성장-성숙-쇠퇴-회복 주기 중 어느 단계인지 한눈에 알 수 있다.

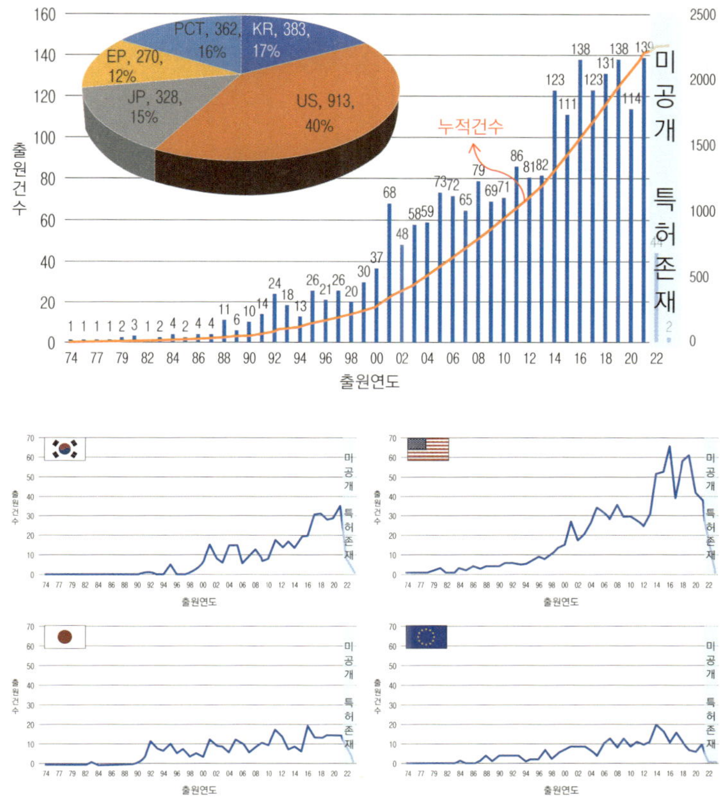

연구개발의 정량적 동향분석 예시(연도별, 출원국가별)

최근 웹을 통해 실시간으로 특허정보를 가공하여 제공하는 다양한 서비스들이 알려져 있다. 생명자원에 대한 특허 동향정보를 제공하는 BRIS생명자원정보 사이트(https://www.bris.go.kr), 간략한 비즈니스 정보를 제공하는 IP-BIZ 사이트(http://ip-biz.kr), 이들에 비해 좀 더 완결된 형태의 특허맵 보고서를 제공하는 e특허나라(http://biz.kista.re.kr) 등을 참고할 만하다. 그러나 이러한 서비스가 아니더라도 연구자가 직접 키프리스에 접속하여 특허맵을 작성해 볼 수 있다. 이를 위해 기술 분야별로 키워드를 정하고 유사어나 관용어들을 포괄하는 검색용어 풀을 사전에 공고하게 구축하여 원하는 내용이 누락되지 않도록 하는 것이 중요하다. 이는 생의학 분야에서 문헌정보 검색 시 MeSH (Medical Subject Headings) 용어를 활용하면 훨씬 효율적으로 검색이 가능한 것과 유사하다. 특허정보의 검색결과는 세계 공통의 특허정보 기재형식인 INID (International agreed Numbers for the Identification of bibliographic Data)로 제공되므로 검색결과의 통계화 작업이 용이하다는 장점이 있다.

인용문헌 및 조사보고서

주요 국가의 특허청은 출원된 발명과 관련된 문헌에 대한 정보를 특허공보에 개재하고 있다. 그 형태로는 인용문헌 항목에 리스트만 나열하는 경우도 있고 특허공보 뒤에 조사보고서 형태로 수록하는 경우도 있다. 조사보고서 형태의 경우 인용문헌이 출원된 발명과 얼마나 유사한지를 평가하는 기호를 표시하고 있다. 따라서 공개특허공보에 조사보고서가 첨부된 경우 그 결과를 보면 특허청구를 할 것인지 여부를 결정하는 데 유용하게 활용될 수 있다.

인용문헌이란 학술논문정보에서의 참고문헌과는 다르다. 학술논문에서 기재하는 참고문헌은 그 논문이 작성될 때 또는 연구를 수행하는 과정에서 저자가 참고하고 인용한 논문을 말하지만, 특허정보에서 인용문헌이란 발명자나 출원인이 기재하는 것이 아니라 해당 기술분야에서 심사경험을 가진 심사관들이 출원된 기술의 신규성, 진보성, 선출원 등을 확인하고자 기존 기술들을 조사하고 인용한 문헌들로 일종의 기술계보를 말한다. 이렇게 기술조사를 시행할 때 해당특허의 인용문헌뿐 아니라 인용문헌에서 언급한 다른 인용문헌을 추적하는 것도 기술의 계보나 발전현황을 파악하기 위한 좋은 방법이다.

조사보고서에는 아래와 같이 관련도에 따라 기호를 부여하고 있다.

X: 이 문헌만으로 청구항의 발명이 신규성 또는 진보성이 없다고 인정되는 것

Y: 이 문헌과 다른 하나 이상의 문헌이 결합되었을 때 청구항의 발명을 이 분야에서 통상적인 지식을 가진 자가 용이하게 발명할 수 있어 진보성이 없다고 인정되는 것

A: 특별한 관련성은 없으나 관련 기술에 대한 일반적인 내용을 포함하는 것

E: 선행문헌이지만 출원일 이후에 공개된 것

P: 출원일과 우선권 주장일 사이에 공개된 것

T: 출원일 또는 우선권 주장일 이후에 공개된 문헌으로 발명의 원리 또는 논리를 이해하는데 도움이 되는 것

아래 그림은 국제 특허출원의 조사보고서 사례인데 Y라고 기재된 문헌이 있는 것으로 보아 해당 발명은 진보성을 충족시키지 못해 특정 특허청에서 심사하면 거절될 가능성이 높다는 것을 알 수 있다. 원칙적으로 각국 특허청에서는 특허출원 조사보고서와

는 관계없이 독자적으로 심사하는 것으로 알려져 있지만 PCT조사보고서가 실제로는 많은 영향을 준다고 하겠다.

국 제 조 사 보 고 서

국제출원번호 **PCT/KR2022/012121**

A. 발명이 속하는 기술분류(국제특허분류(IPC))

A61B 5/021(2006.01)i; **A61B 5/00**(2006.01)i; **G16H 50/20**(2018.01)i; **G16H 50/50**(2018.01)i

B. 조사된 분야

조사된 최소문헌(국제특허분류를 기재)

A61B 5/021(2006.01); A61B 5/00(2006.01); A61B 5/318(2021.01)

조사된 기술분야에 속하는 최소문헌 이외의 문헌

한국등록실용신안공보 및 한국공개실용신안공보: 조사된 최소문헌란에 기재된 IPC
일본등록실용신안공보 및 일본공개실용신안공보: 조사된 최소문헌란에 기재된 IPC

국제조사에 이용된 전산 데이터베이스(데이터베이스의 명칭 및 검색어(해당하는 경우))

eKOMPASS(특허청 내부 검색시스템) & 키워드: 동맥압 (arterial pressure), 저혈압 (hypotension), 예측 (prediction), 학습모델 (learning model)

C. 관련 문헌

카테고리*	인용문헌명 및 관련 구절(해당하는 경우)의 기재	관련 청구항
 Y A	HATIB 등, Machine-learning algorithm to predict hypotension based on high-fidelity arterial pressure waveform analysis. Anesthesiology, 2018, 제129권, 제4호, 페이지: 663-674. 요약; 페이지 670	 1,2,11,12 3-10,13,14
Y	KR 10-2021-0097514 A (연세대학교 원주산학협력단) 2021.08.09 단락 [20], [66]; 청구항 1	1,2,11,12
A	KR 10-2019-0056858 A (가천대학교 산학협력단 등) 2019.05.27 전체 문헌	1-14
A	DAVIES 등, Ability of an arterial waveform analysis–derived hypotension prediction index to predict future hypotensive events in surgical patients. Anesthesia & Analgesia, 2020, 제130권, 제2호, 페이지: 352-359. 전체 문헌	1-14
A	이수빈 등, 침습적 혈압 데이터를 이용한 수술환자의 저혈압 발생 예측 모델 개발. 한국정보과학회 학술발표논문집, 2021.06, 제48권, 제1호, 페이지:1031-1032. 전체 문헌	1-14

☐ 추가 문헌이 C(계속)에 기재되어 있습니다. ☑ 대응특허에 관한 별지를 참조하십시오.

특허출원 절차

특허청 제출서류 작성

선행기술조사에서 특허출원에 문제가 없다고 판단되면 특허청에서 요구하는 제출서류인 출원서, 특허청구범위, 명세서, 도면 및 요약서를 작성해야 한다. 이러한 서류작성에는 특허 출원 단계뿐 아니라 특허취득 이후의 권리성 주장이나 타 기관 등 향후 이해관계자와 마찰이 발생하지 않도록 관리하는 고도의 지식과 경험이 필요하다. 따라서 전문 변리사와 소통하여 출원서류를 충실히 작성하여 출원 건이 성공적으로 등록되고 지속적으로 관리될 수 있도록 정교하게 설계하는 것이 중요하다. 특허청구 범위는 출원 시 특허권의 범위를 결정하고 특허등록 가능성에 영향을 미치는 매우 중요한 부분이다. 청구 범위는 특허명세서의 제일 마지막 부분에 출원된 기술내용 중 법적으로 보호받고자 하는 범위를 기재하는 것으로 기술적으로 결정 명시해야 한다. 명세서의 설명과 도면은 청구범위를 파악하는 기술적 참고사항일 뿐이다. 따라서 명세서에 여러 기술내용을 아무리 구체적으로 작성하더라도 청구범위에 넣지 않으면 그 기술은 특허권의 내용이 될 수 없다. 특허청구범위는 변리사와 상의하여 신중하게 결정해야 한다. 기본적으로는 가급적 광범위하게 작성하는 것이 출원자에게 유리하지만 반면 지나치게 넓게 설정하면 선등록된 다른 특허의 기술범위와 중복되어 거절될 가능성도 커지므로 적정한 기술내용을 포함하도록 작성하는 것이 바람직하다. 특허청구범위의 항이 많으면 출원자의 권리가 넓어지는 한편 비용면에서는 불리해질 수 있다.

출원 수속 진행 절차

출원서류 작성이 완료되면 특허청에 전자출원 또는 서면송달로 특허출원 수속을 진행한다. 특허출원 이후 1년~1년 6개월 경과 후 특허청의 심사결과 특허성을 인정받았다고 판단되면 최종 특허로서 등록되어 권리를 취득하게 된다. 특허청은 제출된 출원서류에 대해 기술의 특허가치 여부와 타 기업의 기술 유용여부에 대해 상세히 심사한다. 우선심사 신청 시 신청서 접수, 특허출원 분류 및 우선심사 여부 결정 등의 처리를 위해 약 1개월의 기간이 소요되며 우선심사 결정 후 해당 기술분야 심사관이 2개월 이내에 심사에 착수하도록 규정하고 있다. 특허청장이 외국 특허청장과 우선심사하기로 합의한 특허출원 또는 전문기관 선행기술조사 의뢰에 의해 우선심사하는 출원의 경우는 4개월 이내에 심사 착수할 수 있다. 따라서 3~5개월 이내에 심사결과를 받을 수 있으며, 증빙서류 보완사항이 있거나 보정요구가 되는 절차 지연사유가 있는 경우 해당 지연기간만큼 심사결과가 늦을 수 있다. 우선심사 신청 시 신청인이 제출한 사업자 등록증 및 홈페이지를 통해 확인한 해당 기업의 업종과 출원 발명 간에 관련성이 없는 경우에는 우선심사 대상이 되지 않으며 보완지시 후 우선심사를 각하 결정한다. 업종관련성은 출원발명이 이용되는 산업분야 및 출원발명의 구성이 갖는 성질과 기능에서 파악되는 기술분야와 해당 기업의 업종이 일치하는 여부로 판단한다.

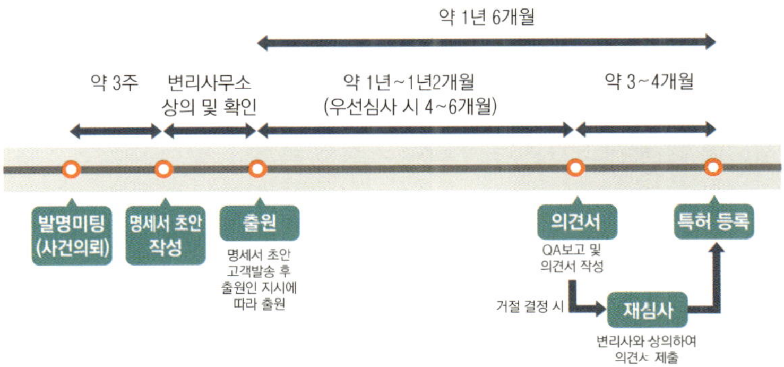

특허출원 시 일반적인 절차 및 소요기간

특허출원 시 유의사항

특허는 가급적 빨리 출원하는 것이 좋다. 특허법상 선출원주의를 채택하고 있으므로 기술개발을 하면 가장 먼저 특허출원을 고려해야 한다. 특허출원하기 전에는 기술내용을 공개하지 않는다. 공개해버리면 특허 등록이 되지 않는다. 특히 의료인의 경우 발명자 본인이 학술대회에서 발표한 것도 추후에 문제가 될 수 있다. 특허는 신규성이 중요하기 때문에 어떤 형태로든 공개된 기술에 대해서는 보호받지 못한다. 전문 변리사와 상의하여 학술대회 발표나 논문공개 여부를 특허출원 일정에 맞추어 정하고 연구 내용 중 기술적 요소를 구체적으로 작성한다.

특허는 논문과 다르게 아이디어만으로도 출원이 가능하다. 그러나 아이디어만으로 구성해서는 특허의 등록을 보장하기 어렵다. 특허는 최종적으로 등록받지 못하면 특허로서 가치가 없기 때문에 등록조건을 만족할 수 있는 상태에서 심사를 받아야 한다. 특히 의료 바이오 분야에서는 효능 작용기전 등을 구체적인 실험 데이터 없이 기술성을 주장하는 것은 곤란하다. 따라서 단순한 아이디어만으로는 특허를 등록받기 어렵고 반드시 실험예나 비교예 등 실시예를 필요로 한다. 실험예는 효과를 증명하기 위한 데이터를 의미하고 비교예는 출원발명과 비교 가능한 다른 발명을 말한다. 다만 현행 특허법에서는 발명의 주요 내용을 우선 출원하여 선출원일을 확보하고 선출원일로부터 1년 이내에 보완사항을 추가하는 것을 허용하고 있다. 따라서 아이디어가 실현 가능성이나 기술사업화 가능성이 높다면 실험 데이터가 다소 미비하더라도 특허출원을 진행하는 것이 좋다. 특히 경쟁연구자 또는 경쟁기업이 있다면 출원일을 서둘러서 확보하는 것이 중요하다. 실시예 등 일부 누락된 채로 출원이 완료하였다면 반드시 출원일로부터 1년 이내에 누락 사항을 보완해야 한다.

권리 측면에서 특허제도 살펴보기

특허권이란 신규발명을 창작한 사람에게 주어지는 독점권을 의미하며, 특허청에 특허출원을 하고 심사를 거침으르써 특허권이 발생한다. 원칙적으로 발명자는 특허를 받을 수 있는 권리를 갖는다. 다만 발명자가 아닌 경우에도 발명자로부터 적법한 절차에 의해 특허받을 수 있는 권리를 승계받은 자도 특허를 받을 수 있는 권리를 갖는다. 발명은 법률행위 중 사실행위에 속하므로 발명자는 언제나 자연인이 될 수 있다. 따라서 법인의 경우 발명자로서는 그 지위가 인정되지 아니하지만 특허를 받을 수 있는 권리의 승계인으로서 권리 능력이 인정된다. 이렇게 법인이 특허를 받을 수 있는 권리를 승계하여 승계인으로서 등장하는 대표적인 경우는 종업원 등의 직무발명을 사용자가 승계한 경우이다. 특허권 측면에서 출원인과 발명자는 다소 차이가 있다. 발명자는 실제로 해당발명을 정당하게 완성한 자로서 발명을 완성한 시점에서 특허를 받을 수 있는 권리를 가진다. 출원인은 발명자 또는 발명자로부터 특허를 받을 수 있는 권리를 승계한 자가 될 수 있는데 출원인과 발명자의 가장 큰 차이점은 당해 출원이 등록되었을 때 특허권을 가지는 자가 발명자가 아니라 출원인이라는 점이다.

특허정보의 권리적 요소로는 특허권자, 기술 보호범위, 국가범위, 보호기간 등을 들 수 있다. 기술적 보호범위는 특허청구범위 항목에 청구항에 기재된 사항에 의해 정해진다. 보호가 미치는 국가범위는 공보가 발행된 출원국에 한정된다. 다만 국제특허출원을 한 경우 협약가입국에서 특허권을 획득할 가능성이 있음에 유의해야 하고 유럽특허청(EPO, European Patent Office)에 출원한 유럽특허의 경우 지정국에서 특허권의 효력이 발생한다. 권리기간은 등록일자로부터 발효해서 출원일로부터 20년 후에 만료된다. 다만 의약발명의 경우 의약품 허가기간에 소요된 기간과 관련하여 특허권을 연장할 수 있다.

특허권은 특허 등록 시 청구범위 내에 기재된 사항에 의해 정해진다. (특허법 제97조) 청구범위 내의 각 청구항은 독립적으로 행사할 수 있는 권리가 된다. 만일 제3자가 타인의 청구범위에 기재된 발명을 그대로 실시하는 경우 특허침해가 성립한다. 반면 발명내용 중 일부만 실시하거나 특정발명의 구성을 대체하는 다른 구성을 실시한다면 특허침해가 성립하지 않는다. 이와 같이 특허범위를 벗어난 기술, 즉 특허침해가 성립되지 않는 기술을 회피기술이라 할 수 있다.

그렇다면 특허권을 보유하면 어떻게 활용할 수 있을까? 우선 특허권은 비즈니스 과정에서 타 기업과의 경쟁에서 이길 수 있는 강력한 수단이 될 수 있다. 사업 영위 과정에서 특허권으로 타기업의 사용을 제한할 수 있다. 경쟁기업이 나의 특허를 침해했다는 판단이 들면 특허권 침해소송을 제기하여 기술의 소유권을 다퉈

볼 수 있다. 또한 특허권을 보유하고 있으면 발명에 대해 제조나 판매를 원하는 타인과 라이선스 계약을 체결할 수 있다. 타인이 특허 라이선스를 사용할 경우 라이선스 사용료가 발생하므로 계속적이고 반영구적인 수입을 창출할 수 있다.

권리 측면에서 특허와 대비되는 개념으로 영업비밀이 있다. 영업비밀이란 노하우(know-how) 등으로 불려지는 것으로, 공연히 알려지지 아니하고 독립된 경제적 가치를 지닌 것으로서 상당한 노력에 의해 비밀로 유지된 기술상 또는 경영상의 정보를 말한다. 때에 따라서는 의도적으로 기술을 보호하기 위해 블랙박스 전략을 사용하기도 한다. 즉 특허를 출원했을 경우 특허명세서를 공개함으로써 중요한 정보가 경쟁사에 노출될 것을 우려하여 특허를 출원하지 않거나 중요한 정보를 누락하는 것이다. 특허를 출원하더라도 기술적인 특징을 특허명에 담지 않고 두루뭉술하게 표기하여 검색에 노출되지 않도록 하는 전략도 있다. 영업비밀 전략에는 많은 연구개발비를 들여서 얻어진 연구성과를 독점할 수 없는 위험부담을 감수하고라도 특허명세서를 통한 정보공개를 할 수 없다는 인식이 깔려 있다. 특허는 공개가 되는 단점이 있는 반면, 특허기간(출원일로부터 20년) 동안 독점 배타적으로 사용할 수 있다는 장점이 있다. 영업비밀은 공개되지 않는 장점이 있는 반면, 산업스파이, 리버스엔지니어링 등에 의해 언제든 공개될 위험성이 있으며 일단 공개되면 영업비밀로서의 가치를 상실하게 되는 단점이 있다. 그러므로 어떤 기술에 대해 특허로 할 것인가 또는 영업비밀로 할 것인가는 각각 지니는 장단점을 분석하여 결정해야 한다. 예를 들어 공개될 가능성이 큰 기술 즉, 리버스엔지니어링이 가능한 기술은 특허로 등록해두는 것이 기술 유출을 방어하기 위해 보다 바람직하다. 사업 아이디어가 영구적인 비밀유지관리가 가능하거나 기술공개 시 즉각적인 피해가 우려되는 경우 노하우 형태로 보호할 수 있다. 그렇지만 노하우는 대세적 효력이 없고 공개되는 경우 그 생명력을 잃게 되는 불완전한 권리로, 향후 분쟁 발생 시 기밀누출 등에 대한 입증책임의 부담 등을 감안해야 한다. 특허출원의 경우 침해적발 및 권리행사가 용이하고 특허마케팅이 가능하므로 유리할 수 있는 선택이다.

#1

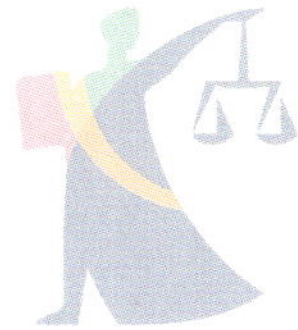

코비디엔, BIS 모니터링 기기개발 애스펙트사 인수

더블린에 본사를 둔 코비디엔(Covidien)은 마취 중 뇌기능 모니터링 기술 회사인 애스펙트(Aspect Medical Systems Inc.)를 인수하기 위해 2009년 말까지 약 2억 1천만 달러를 지불할 것이라고 했다. “애스펙트 인수를 통해 코비디엔은 제품군을 확대하고 시장을 선도하는 뇌 모니터링 기술을 포트폴리오에 추가할 수 있게 될 것입니다.”라고 코비디엔 호흡기 및 모니터링 솔루션 사장인 피트 웨를리(Pete Wehrly)는 말했다. 1987년에 설립된 애스펙트사는 2008년에 9,900만 달러의 매출을 올렸다. 이 회사의 최고 제품인 Bispectral Index은 수술 중 진정제에 의한 마취심도를 직접적으로 측정하고 정량화하는 기술을 세계 최초로 임상적으로 입증하고 상용화한 제품이다.

Cherwek v. Aspect Medical Systems Inc. et al. 09-4289
미 델러웨이 지방법원

출처: Intellectual Property Law360

에스펙트가 개발한 바이스펙트럼 지수는 뇌파를 신호 처리하여 마취심도를 0~100 사이의 숫자로 실시간 변환하여 표시하는 수술 중 환자 모니터링 장비이다. 바이스펙트럼 지수를 산출하기 위해 뇌파의 4가지 정량적 하부 파라미터를 조합하여 알고리즘에 반영하며 계산하며 마취심도에 따라 각 파라미터의 가중치가 달라지는데 이들의 구체적인 값은 논문이나 특허 등의 문서에 공개되지 않았다. 따라서 바이스펙트럼 산출 방법은 모수의 종류와 구조 등 전반적인 원리는 논문과 특허로 공개되어 보호받고 있으나 핵심적인 모수값을 노하우 형태로 보호하고 있는 셈이다.

노하우는 특허와 달리 법적인 보호를 받을 수 없다. 특허 대신 노하우로 영업비밀 전략을 쓰는 대표적인 기업이 코카콜라이다. 코카콜라의 맛을 결정하는 재료 배합비율은 130년째 영업비밀로 유지되고 있다. 방법특허를 내면 경쟁사에서 제조과정을 알 수 있고 20년의 존속기한이 지나면 권리가 만료되어 누구나 자유롭게 쓸 수 있다. 장기적으로 영업비밀을 유지하고자 하는 기업에는 치명적이다. 그러나 영업비밀 유지전략에는 리스크가 따른다. 영업

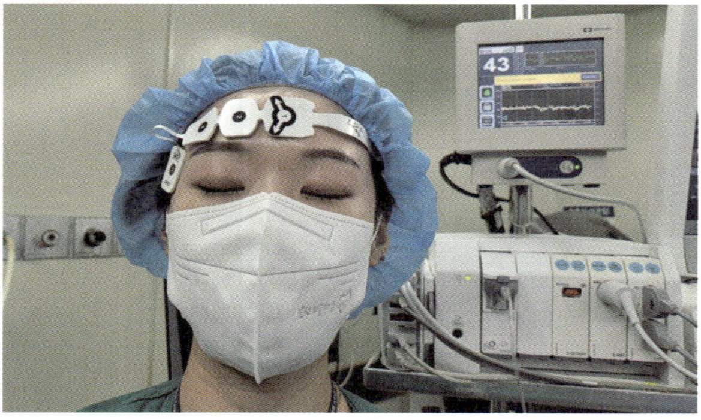

비밀이 유출되었을 시 부정경쟁방지법에 따른 처벌 정도 외에는 법의 보호를 받기 어렵다. 최근 업계에서는 직원 이직률이 높아지고 정보통신기술이 발달하면서 영업비밀을 지키기가 점점 어려워지고 있어 기술보호 전략으로 특허출원을 택하는 기업이 늘고 있다.

특허 명세서 작성법

특허공보

가장 기본적인 특허정보는 특허공보이다. 특허공보에는 출원 후 1년 6개월 후에 발간되는 공개특허공보와 심사 후 특허등록이 결정된 후 발간되는 등록특허공보가 있다. 즉 공개특허공보는 세상에 정보를 공개하는 것으로 특허권이 부여될지 여부는 아직 모르는 상태이며 이들 중 일부분이 등록 결정되어 등록특허공보로 발간된다.

공개특허공보와 등록특허공보의 차이

	공개특허공보	등록특허공보
발간시기	출원 후 1년 6개월	심사에서 등록결정 후
법적성격	기술공개	특허권 부여
표기	A	B

특허공보는 서지사항, 발명의 명칭, 요약, 명세서의 순서로 구성되어 있다. 도면이 있는 경우 문서의 가장 마지막에 위치한다. 우리나라와 미국의 특허공보의 주요 내용은 아래와 같다.

한국 특허공보의 주요 구성

〈서지사항〉

발명자, 출원인, 특허권자, 대리인, 심사관

출원번호, 공개번호, 등록번호, 우선권주장번호

출원일자, 공개일자, 공고일자, 등록일자, 우선권주장일

국제특허분류

〈발명의 명칭〉

〈요약〉

〈명세서〉

(도면의 간단한 설명)

발명의 상세한 설명

발명의 목적

발명이 속하는 기술분야

그 분야의 종래기술

발명이 이루고자 하는 기술적 과제

발명의 구성

과제 해결을 위한 기술적 수단

기능 및 작용

실시예

발명의 효과

특허청구범위

청구항1

(도면)

미국 특허공보 주요 구성

서지사항

발명의 명칭, 발명자(inventor), 특허권자(Assignee), 대리인(Attorney Agent), 심사관(Examiner)

출원번호(Appl. No.), 공개번호(Publication No.) 등록번호(Patent No.), 우선권데이터(Priority Data)

출원일자(Filed), 공개일자, 특허등록일(Date of Patent), 국제특허분류(Int. Cl7), 미국특허분류(U.S.Cl), 특허검색분야(Field of Search), 참조문헌(References Cited), 기타 심사참고자료(Other Publication), 특허청구항과 도면의 개수(Claims, Drawing sheets), 요약(Abstract)

대표도면(Drawing)

〈명세서〉

도면(Drawings)

발명의 명칭

발명의 배경(Background of the invention)

1. 발명이 속하는 기술분야(Filed of Invention)
2. 선행기술의 설명(Description of the Prior Art)

발명의 요약(Summary of the Invention)

도면의 간단한 설명(Brief Description of the Drawings)

발명의 상세한 설명(Detailed Description of Preferred Embodiments)

특허청구범위(What is claimed is:)

청구항1

특허 명세서 구성

명세서 구성항목을 살펴보면 특허정보가 왜 연구개발에 도움이 되는지 잘 알 수 있다. 명세서는 발명의 배경과 선행기술의 설명, 발명의 요약과 상세한 설명, 도면과 도면의 설명, 그리고 청구항으로 구성되어 해당 기술분야를 연구하는 사람에게는 필요한 정보를 한데 모아 놓았기 때문에 매우 유용하다. 이들 중 발명의 상세한 설명과 특허청구범위가 가장 중요하지만 성격과 쓰임새가 다르다. 발명의 상세한 설명은 새롭게 개발된 기술을 다른 연구자들에게 쉽게 알리고 편리하게 활용하도록 하는 것이 목적이다. 반면 특허청구범위는 특허권자가 독점권을 갖는 기술 범위를 한정하여 나타내는 기능을 갖는다. 특허법에서는 기술공개는 적게 하고 권리범위는 넓게 하는 것을 막기 위해 특허청구범위는 발명의 상세한 설명으로 뒷받침되어야 한다고 규정하고 있다. 즉 명세서에 공개되는 만큼만 권리를 주겠다는 의미이다. 연구자가 특허정보를 검색하는 목적이 연구기획 및 개발단계에서 새로운 아이디어를 얻거나 기술동향을 파악하는 것이라면 발명의 상세한 설명을 활용할 필요가 있다. 타인의 특허권을 침해하는지 여부를 확인하는 것이 목적이라면 특허청구범위를 보다 면밀히 분석할 필요가 있다. 연구자들의 기술동향파악에 도움을 주기 위해서 특허공보에는 기술의 요약문이라고 할 수 있는 초록이 수록되어 있다.

'발명의 상세한 설명' 파트의 활용

발명의 상세한 설명은 새로운 기술정보의 공개라는 측면에서 학술논문과 유사한 점이 있다. 그러나 그 구조를 살펴보면 중요한 차별성을 갖고 있으며 이러한 차이점이 특허정보의 강점이 된다. 발명의 상세한 설명의 구성은 발명의 목적, 구성, 효과의 세 부분으로 이루어져 있다. 발명의 목적과 관련하여 특허법에서는 연구성과의 기술분야, 종래 연구성과, 해결해야 할 문제점 등을 기술하도록 하였다. 이러한 형식은 특허정보가 기술동향을 파악하기 위한 리뷰 문헌의 기능을 충실히 갖고 있음을 보여준다. 특히 그 분야의 종래기술 부분에는 관련 문헌들을 기재하도록 되어 있어서 연구성과와 관련된 선행 연구자 및 기반연구를 추적하는데 유용하다. 발명의 구성에서는 기술적 수단, 기능 및 실시예를 기술하도록 되어 있다. 이 중에서 특히 실시예의 경우는 구체적인 구성, 재료, 공정, 수치 등을 기재하여 이를 바탕으로 용이하게 실시할 수 있도록 하고 있다. 특히 미국 특허의 경우 가장 효과가 높은 실시예(best mode)를 기재하도록 하고 있다. 따라서 특허정보에서 구체적인 실험기법을 유추할 수 있다. 발명의 효과라는 요소에서는 학술논문과 특허의 차이가 명확히 드러난다. 특허법의 궁극적인 목적은 새로운 기술이 산업계에서 활용되어 경제발전에 이바지하는 것이기 때문에 기술의 산업적 응용에 주안점을 갖고 있다.

발명의 상세한 설명에서 구조 및 연구개발에의 유용성

	발명의 목적	발명의 구성	발명의 효과
내용	발명이 속하는 기술분야, 종래기술 발명이 이루고자 하는 기술적 과제	과제해결을 위한 기술적 수단, 기능 및 작용	가장 효과가 높은 실시예를 기재
연구개발에서의 유용성	관련기술이 어디까지 와 있는지에 대한 동향과 연구개발시 부딪히는 문제 해결책 제시	실시예를 통해 학술논문보다 구체적인 데이터 제공	연구성과의 상업적 이용분야에 대한 아이디어 제공

이와 같이 특허명세서의 구조를 살펴보면 특허는 주로 특정 문제 해결을 위해 구체적인 수단을 통해 궁극적으로는 산업적인 이용을 하는 것이 초점을 맞추고 있다. 예를 들어, 연구자가 혈관 내 혈액이 흐르는 메커니즘을 규명했다고 하면 학술지에는 등재가 가능하지만, 산업적 활용을 생각해내지 못하면 특허는 받지 못한다. 오히려 메커니즘을 규명하지 못했더라도 혈류의 정확한 측정방법을 고안해내고 이를 산업적 활용으로 이어질 수 있다면 특허로서 가치가 있다.

청구항 작성시 유의사항

특허명세서에서 특허청구 범위는 특허권자의 권리범위가 어디까지 미치는지 직접 정하는 가장 중요한 내용이다. 명세서 작성 시에는 발명의 상세한 설명이나 도면은 읽는 이가 내용을 이해하기 쉽도록 상세하게 기재할 수 있지만 특허권을 행사하기 위한 권리범위는 특허청구범위에 기재된 내용을 중심으로 결정된다. 즉 발명의 상세설명이나 도면에는 기재하였지만 특허권리범위에서 권리로 주장하지 않은 부분에 대해서는 원칙적으로 효력이 발생하지 않기 때문에 주의해야 한다. 특허청구범위는 출원발명을 타인이 침해하기 쉽고 회피가 어렵도록 기재하는 것이 좋다. 따라서 청구범위에는 출원발명이 필수적인 구성만으로 이루어지도록 기재하고 그 구성을 대체하기 어렵도록 포괄적인 용어로 기재하며 그 구성을 구체적으로 한정하는 표현은 기재하지 않는 것이 좋다.

특허의 권리범위를 최종 결정하는 것이 특허명세서 내용 중 청구범위 파트이다. 일반적으로 연구자들이 강한 특허란 특허청구범위가 넓게 작성된 것이라고 인식하는 경향이 있는데 항상 그렇지는 않다. 최초 출원단계에서 특허청구범위를 넓게 작성하였으나 심사단계에서 거절이유 극복 등을 위해 청구범위를 좁게 축소하게 된 경우에는 처음부터 청구범위를 좁혀서 등록받는 경우보다 오히려 불리한 상황이 발생할 수 있다. 따라서 무리한 특허청구범위의 확장 전략은 오히려 권리범위의 제한이나 소멸을 가져올 수 있으므로 주의해야 한다. 또한 특허청구범위의 무분별한 확장은 불필요한 비용의 증가도 발생하게 된다. 연구자 입장에서는 단순히 넓은 권리범위를 선호하지만 무리하게 넓히지 않도록 최적화하면서 실시예 등을 통해 견고하게 뒷받침하는 것이 오히려 안정적일 수 있다. 특허청구범위에는 물건에 대한 청구항과 방법에 대한 청구항으로 구분할 수 있는데, 실무상으로 물건청구항이 방법청구항에 비해서 강력한 권리를 갖는다. 또한 방법청구항만으로 기재된 특허는 기술가치평가에서 낮은 평가를 받을 수 있다.

거절통지에 대한 대응전략

특허출원 후 심사가 진행되면 심사관이 심사한 결과에 대한 통지를 한다. 심사결과 특허출원을 거절한다는 취지를 통지할 경우 거절이유(OA, Office Action)라 한다. 거절이유에 대한 의견을 제시할 기회를 주며 이때 출원한 명세서를 보정범위 내에서 보정할 수 있다. 특허출원의 보정은 최초 명세서 범위 내에서 가능하기 때문에 특허청구범위 내의 청구항에 기재된 것은 보정할 필요 없이 발명의 상세한 설명 또는 도면에 기재된 내용을 보정하는 것이 바람직하다. 심사관의 의견제출통지시 심사관의 의견에 무조건 따르는 것보다는 기술에 대한 전문성에 기반하여 보정범위 내에서 보정하거나 적극적인 반론을 제기하는 것도 필요하다. 특히 청구항 전체가 거절되거나 등록 가능 청구항의 권리범위가 매우 협소한 경우에는 심사관에게 의견을 제시할 수 있는 특징을 끌어내어 청구항을 재작성하는 것을 고려해 볼 수 있다. 이는 특허에서 다루는 기술분야가 너무나 다양하여 담당 심사관 또는 전문 변리사조차 해당 기술에 대해 완벽하게 이해하지 못하는 경우가 있기 때문에, 연구진이 배경지식에 대한 이해를 바탕으로 기술의 타당성을 피력하고 심사관 의견을 논박해 보는 것이 좋다.

의견제출을 하였지만 특허 출원서를 검토한 심사관이 최종적으로 특허에 부적합하다고 판단한 경우 해당사건에 대해 거절사정서를 통지하게 되는데(최종거절통지, FOA, Final Office Action), 이때 출원인은 재심사청구(RCE, Request for Continued Examination) 또는 거절결정불복심판을 제기할 수 있다. 재심사청구는 심사관에게 다시 심사해 줄 것을 요청하는 것이며 거절불복심판은 심판원에 거절결정의 불복하여 이에 대한 결정을 청구하는 것이다. 또한 본 심판에 불복할 경우 특허법원에 심결취소 소송을 제기하는 절차가 가능하다.

심사관의 거절이유에 대해서 문의하고자 할 때는 전화 또는 방문으로 심사관과의 면담을 할 수 있다. 거절이유에 대한 반박의견을 의견서로만 제출하면 심사관이 반박의견에 대해 오해할 소지가 있으며 다시 심사관의 의견을 받을 기회를 잃고 거절이유불해소로 최종 거절결정 될 수 있다. 따라서 사전에 심사관 면담에서 반박의견을 제시하고 청구항을 최소한으로 보정할 수 있는 보정안을 제시하여 신속한 등록을 유도하는 등의 대응전략이 필요하다.

해외특허

출원 기한과 절차

국내에 출원한 후 미국 일본 유럽 등 해외에서 특허를 받으려면 각 국가에서 별도의 출원 및 심사절차를 진행하여 등록을 받아야 한다. 해외출원은 크게 파리조약이 의한 개별국출원과 PCT (Patent Cooperation Treaty, 특허협력조약) 출원으로 구분할 수 있다. 개별국출원 및 PCT출원 모두 출원일로부터 1년 동안 우선권을 주장하여 출원해야 한다. 파리조약이 체결된 1국에 특허출원한 이후 1년 이내에 타국에 출원을 하는 경우 먼저 출원된 1국의 우선일을 기준으로 심사를 진행한다. 그러므로 국내에 출원한 후 1년 이내에 해외출원을 하게 되면 출원 당사국에서 국내 출원일을 기준으로 등록요건을 심사받게 된다. 따라서 국내 출원 후 12개월 내 해외출원 여부를 결정해야 한다.

개별국 출원은 권리를 확보하고자 하는 각국에서 개별적으로 출원절차를 진행하는 반면, PCT 출원은 한번의 출원서 제출로

PCT가입국 전체에 출원일을 확보하는 효과를 가질 수 있다. 즉 PCT출원을 통해 모든 회원국에 출원한 효과를 얻은 후 실제 출원할 국가를 결정하는 시간과 번역할 시간을 확보할 수 있기 때문에 유용하게 활용 가능하다. 다만 각국에 제출하는 번역문은 최초 출원한 명세서와 동일한 것으로 인정되기 때문에 만약 발명에 대한 번역이 잘못되는 경우 이를 보정할 수 없는 문제가 발생할 수 있으므로 유의해야 한다. PCT출원 후 실제 출원할 국가에 진입하는 기간은 각국마다 다른 데 일반적으로 우선 출원일로부터 30개월 이내이다. 예를 들어 한국에 처음 출원한 후 우선권주장과 함께 PCT출원한 경우 미국출원을 원한다면 우리나라 출원일로부터 30개월 이내에 미국에서 출원해야 한다.

PCT출원 시 비용이 소요되고 추후 각 국가에 진입하는 시점에 개별국가에 출원하는 것과 동일한 비용이 추가로 소요된다. 따라서 비용부담이 증가할 수 있기 때문에 최소 2개국 이상에 특허출원 의사가 있을 경우에 PCT출원 진행이 바람직하다. 해외출원 기한이 촉박하거나 시장성 및 사업성 여부가 불투명한 경우 PCT출원을 고려할 필요가 있다. 일단 PCT출원으로 우선권 주장일을 확보한 후 발명의 등록가능성이나 시장성 및 사업성에 대한 평가로 권리화가 필요한 나라에만 개별국 단계로 진입하면 불필요한 지출을 줄일 수 있다. 대개 기술개발 초기 단계에는 향후 해당기술의 사업화 여부가 불투명하기 때문에 해외진출 여부는 더더욱 예측하기 어렵다. 따라서 이러한 PCT출원제도를 활용하면 적절한 비용으로 사전에 권리를 확보하면서 향후 기술개발 진척도와 해외시장 상황에 맞추어 개별국 진입 시점을 조절할 수 있기 때문에 유용한 전략이다.

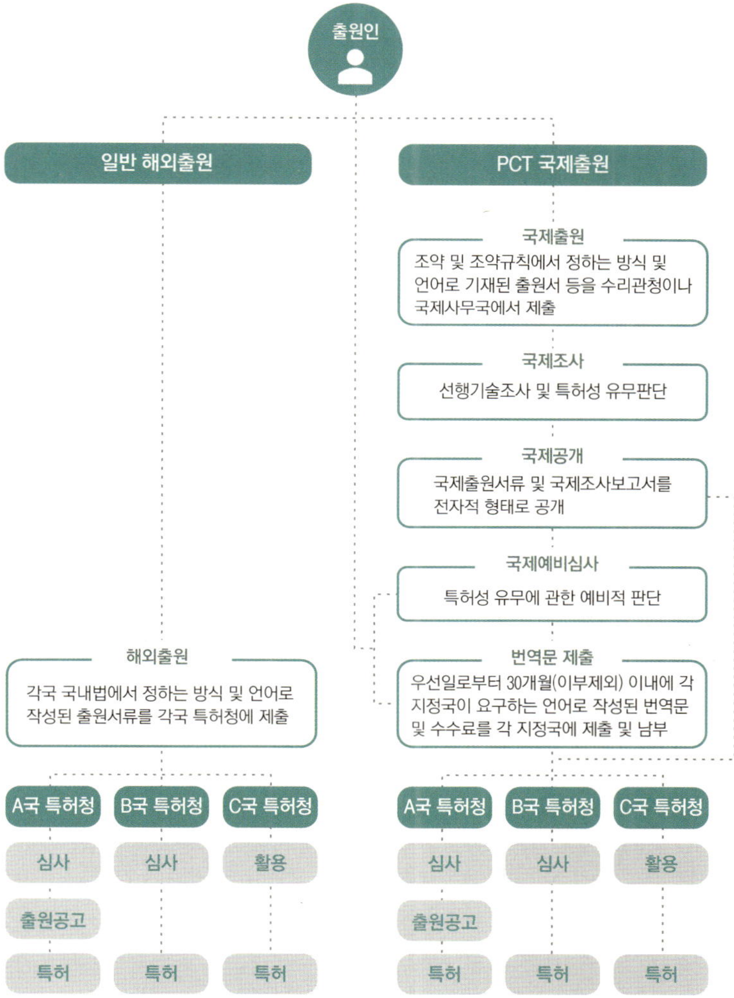

일반해외출원과 PCT국제출원의 차이점

해외 출원과 속지주의

원칙적으로 특허를 출원할 때 출원서, 명세서 등 제출서류를 해당국가에서 인정하는 언어로 제출해야 한다. 다만 PCT출원은 제출서류를 접수하는 국가에 따라 사용 언어가 달라질 수 있다. 미국으로 출원하는 경우 출원서, 명세서 등 제출서류를 영어로 제출해야 한다. 다만 영어로 출원하지 않아도 1개월 내에 보정 가능하다. 미국은 번역문 작성할 시간이 촉박한 경우 가출원제도를 활용하면 우선 한국어로 제출해도 미국 출원일을 인정받을 수 있다. 다만 가출원일로부터 12개월 이내에 정규출원으로 전환해야 한다.

특허제는 속지주의를 원칙으로 하고 있어 특허권의 행사는 물론 심사도 각각의 국가에서 개별적으로 진행된다. 따라서 복수의 국가에 출원된 특허에 대한 심사결과는 각각 다르게 나올 수도 있다. 특히 전 세계 모든 문헌을 각국 특허청 심사관이 알기는 어렵기 때문에 특정 언어로 기재된 선행문헌이 나중에 발견되면 일부국가에서는 등록이 되더라도 특정 국가에서는 등록이 되지 않는 경우도 종종 발생하게 된다. 특정 국가에서 거절결정이 나더라도 해당 거절이유가 다른 국가에서의 권리행사에 직접적인 영향을 미치지는 않는다. 다만 특정 국가에서 발견된 선행문헌으로 인한 거절사유를 극복하지 못한다면 다른 국가의 특허도 향후 무효가 될 가능성이 높다. 특히 영어문헌만 검색하는 미국 특허청에 비해서 영어 및 자국어 검색 가능성이 있는 제3국에서 심사가 더 까다롭게 이루어진다고 알려져 있다. 따라서 최초 선행기술조사를 하거나 해외출원을 할 때 진입하고자 하는 국가의 선행문헌을

한 번 더 꼼꼼하게 점검할 필요가 있다. 다수의 국가어 출원하는 경우 필요하다면 등록조건이나 심사절차가 까다로운 특정 국가는 전략적으로 출원하지 않는 것도 좋은 선택일 수 있다.

디자인 특허와 상표권

디자인 특허 역시 산업재산권의 일종으로 디자인에 대한 독점적 권리를 부여받을 수 있도록 한다. 디자인에 대한 사용권리 및 다른 사람이 자신의 디자인을 사용하는 경우 법적으로 상대방을 처벌할 수 있는 근거로 사용할 수 있다. 디자인권을 인정받기 위해서는 신규성, 창작성, 공업적 이용 가능성을 인정받아야 한다. 신규성이란 등록받고자 하는 디자인이 기존에 등록되어 있는 디자인과 비교했을 때 중복되거나 유사하지 않아야 한다. 이는 이미 등록된 디자인과 비슷하다면 대중에 공개된 이미지를 통해 그와 비슷한 디자인을 쉽게 따라 만들 수 있기 때문이다. 창작성이란 등록받고자 하는 디자인이 대중에 널리 알려진 형상으로부터 유추하거나 연상 가능한 창작이 아니어야 한다는 의미이다. 이는 이미 알려진 형상의 경우 수많은 의미 없는 디자인에 대한 권리가 발생할 수 있으며 유사한 디자인이 우후죽순으로 생겨나 디자인권 분쟁의 소지가 있기 때문이다. 공업적 이용 가능성이란 등록받고자 하는 디자인이 공업적 생산방법으로 동일한 디자인을 다량 생산할 수 있어야 한다는 것을 의미한다. 공업적 이용 가능성을 충족시키지 못한다면 디자인 등록이 거절될 수 있다. 로고 디자인의 경우 로고는 상표로 출원하여 등록을 받을 수 있으나 로고 자체를 디자인으로 출원하여 등록받을 수는 없다. 다만 출시하고자 하는 제품에 로고가 반영된 경우 해당제품을 디자인으로 출원하여 등록받을 수 있다. 따라서 로고 자체는 상표로 출원하고 로고가 반영된 제품은 디자인으로 출원하는 것이 바람직하다. 아울러 로고와 같이 사용될 명칭도 상표로 출원 가능하다.

상표(brand)의 어원은 소나 말 등의 목축물에 불로 인장(火印)하는 노르웨이의 고어 brandr로부터 유래했다고 한다. 중세시대에 길드(Guild)라는 상인단체나 동업조합원이 상품생산활동에 대한 독점과 상품의 질과 양을 통제하는 수단으로 상품에 생산표(production mark)를 사용하였다. 그러나 이 당시의 생산표는 소비자에 대해 자신의 상품을 식별하도록 하는 것이 아니어서 오늘날의 상표제도와는 차이가 있었다. 현대적 의미의 상표권이란 자기의 상품과 타인의 상품을 식별하기 위하여 사용하는 기호, 문자, 도형, 입체적 형상 등으로써 그 구성이나 표현방식에 상관없이 상품의 출처를 나타내기 위하여 사용하는 모든 표시를 말한다. 상표권은 이러한 상표를 설정 등록한 경우 발생하며, 권한의 보유 기간은 10년이나 계속 갱신이 가능하므로 반영구적인 효력을 갖는다. 상표를 등록할 경우 상표권자는 지정상품에 한하여 그 등록상표를 사용할 권리를 독점하는 독점권과 타인의 등록상표와 동일 또는 유사한 상표를 사용하는 경우 그 사용을 금지할 수 있는 금지권을 행사할 수 있다.

#2

박스터, 마취제 용기 특허에 대해 경쟁사 고소

2009년 1월 Baxter Healthcare Corp.는 박스터의 액체마취제 Suprance의 제네릭 버전을 만들 계획을 세운 협의로 Mindrad 사를 고소하였다. 박스터는 고소장에서 해당 제품이 박스터의 특허를 침해할 것이라고 주장하였다. 소송 중인 특허는 미국 특허번호 5,617,906으로 1997년 출원되어 2014년에 만료된다. 해당 특허는 마취제용 용기(container for anesthetic agent)로 마취 기화기에 액체 마취제를 공급하기 위한 용기에 대한 내용이다. 박스터는 '906특허가 만료되기 전에 Mindrad가 미국에서 제네릭 데스플루란을 판매하는 것을 막을 것을 요구하였다. 뉴욕주 오차드 파크에 본사를 둔 Minrad는 마취제 및 기타 통증관리 제품을 만드는 회사이다.

Baxter Healthcare Corp et al. vs. Minrad Inc. 1:09-cv-00582,
미국 델리웨이 지방법원

출처: Intellectual Property Law360

제약업계에서는 막대한 자본을 투입하여 완성된 신약에 대해 유효성분뿐 아니라 제형, 투여요법 등에 대해서도 후속개발을 지속하여 제품인지도를 강화하고 물질특허 만료 후에도 특허 독점기간을 연장시키는 에버그린 전략으로 경쟁력을 강화한다. 전신마취에 사용되는 흡입마취제의 역사는 상당히 오래되었다. 본 사례에 소개된 박스터사는 1970년대 후반 흡입마취제 합성방법에 대한 특허를 시작으로 1990년대에는 마취용액을 보관하는 용기에 대한 특허, 에어로졸의 적정량을 투여하고 보관하는 방법에 대한 특허, 마취용제의 기화기에 대한 특허를 잇달아 출원하였다. 2000년대에는 흡입마취제의 약물전달시스템, 디스펜서와 밸브의 형태에 대한 특허, 흡입마취제 충전 시스템 등에 대한 특허들로 강력한 포트폴리오를 구축하였다. 이러한 전략은 물질특허의 존속기한 완료 후에도 지속적인 기술장벽을 구축하여 후발주자들의 시장진입을 어렵게 만들고 해당제품의 강력한 시장지배력을 유지할 수 있게 하는 원동력이다.

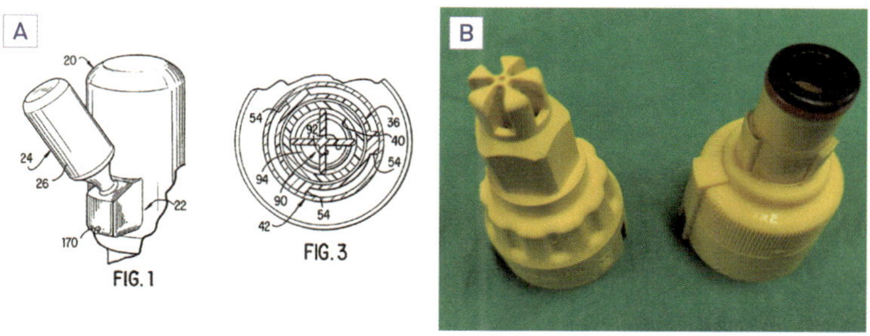

(A) 박스터의 흡입마취제 투여장치 및 연결밸브에 대한 특허 도면. (B) 새로운 디자인이 적용된 흡입마취제 투입구 형태(좌)와 기존 방식의 투입구 형태(우)

의료관련 발명과 보건의료기술

의료행위는 의사의 행위에 의한 기술로 인간을 수술, 치료 및 진단하는 방법으로 정의된다. 의료관련 발명 중 의료행위는 원칙적으로 특허를 받을 수 없다. 그 이유는 의료행위가 인간의 생명과 존엄에 깊이 관여되기 때문에 윤리 및 공익적 고려에서 특허를 불허한다. 만일 의료행위가 특허대상이 될 경우 침해 여부를 신경 써야 되어 의료행위에 대한 자유로운 접근이 어려워질 수 있으며 의사가 의료방법을 선택 및 접근할 수 있는 권리가 보장되기 어렵다. 그러나 과학기술 발전과 함께 다양한 의료관련 기술들이 개발되고 있고 특히 인공지능기술 발전에 따라 기존의 의료행위와 의료행위 이외의 의료관련 행위의 기술적 경계가 모호해지고 있어 이에 대한 특허와 관련한 제도개선의 필요성이 대두되고 있다. 의료행위 관련 발명의 주요 쟁점으로 신개념 속출로 특허성 판단이 어렵고 의료행위를 불특허하는 조문 적용상의 문제점이 있다. 최근 개정된 의료발명의 심사기준에 따르면 의료행위란 '의료인 또는 의료인의 지시를 받은 자가 의학적 지식을 기초로 하여 인간을 수술, 치료 또는 진단하는 행위'로 정의하였다. 즉 기존 정의에 비해 의료행위의 범위를 다소 좁게 해석하여 사실상 의료관련발명의 산업상 이용가능성의 인정범위 폭을 넓혔으며 산업상 이용가능성 여부 판단 후 신규성 및 진보성의 특허요건을 심사하게 된다.

의료기술 분야는 다른 분야와는 기술적 특징이 상당히 매우 다르다. 의료기술 자체가 고도의 지식을 요구하는 동시에 인간의 생명을 대상으로 한다는 점에서 기술적인 장벽이 매우 높다. 따라서 의료시장의 초기 진입업체는 여러 가지 기회를 얻을 수 있는데, 지속적인 기술과 노하우 축적, 의료진으로부터 신뢰성 확보와 선점효과(Lock-in), 점진적 자본 축적 등을 통해 높은 부가가치의 독점시장을 형성할 수 있다. 반면 이러한 성공을 위해서는 상당한 리스크도 존재하는데 신규업체는 우수한 의료기술을 개발했더라도 매출확보까지 식약처 인허가, 의료진에 대한 프로모션 등으로 인해 상당한 기간이 소요된다. 따라서 대규모 자본의 뒷받침이 없으면 생존 자체가 어려울 수 있다. 의료관련 발명에서 특이한 점은 대개 발명자인 의료인은 의료기기와 의약품의 최종사용자라는 사실이다. 진료현장에서 미충족 의료수요와 불편지점(pain point)을 가장 잘 알고 있기 때문에 실제 현장에서 의료인의 적극적인 조언과 참여가 필수적이다. 따라서 의료인이 의료발명의 요건에 대해 잘 이해하고 적극적으로 참여하는 것이 특허 출원과 등록뿐 아니라 최종적인 제품개발과 기술사업화의 성공에 있어 매우 중요하다.

의료행위의 정의에 따라 발명이 인간대상인지 여부, 의료기기인지 여부, 의료인에 의한 행위인지 여부, 청구항에 실제로 의료행위가 포함되는지 여부로 나누고 각 경우에 따라 세부판단 기준을 마련하여 산업상 이용가능성을 판단할 수 있다. 진단방법에 해당되나 산업상 이용가능성이 없는 경우로는 내시경 판독으로 위장의 손상된 정도를 확인하기 위한 내시경 검사 방법, 육안검사를 통해 피부의 짓무른 정도를 확인하는 방법, 조영제 주입 전과 주입 후의 X선 영상을 분석하여 질병 유무를 판단하는 X선 진단방법 등이 있다. 산업상 이용 가능성이 없는 수술 치료방법의 예시로, 수술적 방법에 의한 피임 방법, 백내장을 제거하는 수술 방법, 채혈하는 방법, 수술을 위한 마취 방법, 미용을 위한 수술 방법 등이 있고 치료 방법으로는 투약, 주사 또는 침술 방법, 치아 임플란트 부착 방법, 혈액투석 방법, 신체 부위의 소독 방법, 욕창 방지 방법 등이 있다. 반면 산업상 이용 가능한 예시로는 대장암 진단 정보 제공용으로 환자 시료에서 항원 항체반응을 통해 암마커 검출, 채혈한 혈액으로부터 혈당량을 측정하는 방법, 신장질환의 진단을 위해 소변에서 알부민을 검출하는 방법, 의료기기에서 인공지능 알고리즘을 수행하여 암 예측 정보를 제공하는 방법 등이 있다.

의료관련 기술이 접목되는 분야로는 크게 바이오, 의료기기, 의료시스템으로 분류할 수 있다. 바이오 기술은 백신 등 의약품을 말하고, 의료기기는 주사기나 스텐트 등 소모성 제품을 의미하며, 의료시스템은 CT나 MRI 같은 대형 고정장비로 볼 수 있다. 이러한 의료기술시장은 대체로 미국 유럽 일본 등의 다국적 기업들에 의해 선점되어 있으며 최근 중국 기업이 대두되고 있다. 먼저 바이오 기술은 전 세계 유수 대학 및 연구소를 포함한 강력한 R&D파이프라인, 대규모 자본, 장기간 축적된 노하우와 기술 해자로 인해 신규 기업들이 넘보기 어려운 높은 기술장벽을 형성하고 있다. 일본업체들도 이러한 바이오 의료시장을 직접적으로 개척하기에는 역부족으로 광학 등 제조기술을 기반으로 한 의료기기, 예를 들면 Olympus로 대표되는 내시경 시장 등을 점유하고 있다. 한편 의료 시스템 기술 역시 미국과 유럽의 주요 글로벌기업인 GE, Philips, Siemens 등에 의해 지배되고 있으며 후발주자가 진출하기에는 진입장벽을 넘기가 상당히 어렵다. 그러나 최근 들어 의료데이터를 활용한 신기술 분야에서 인공지능에 강점이 있는 우리나라와 중국의 기업들이 두각을 나타내고 있다. 특히 이러한 기술은 의료데이터의 신뢰성을 기반으로 하므로 양질의 의료인프라와 우수한 의료진을 보유한 우리나라의 상황에도 적합하기 때문에 장기적 안목으로 투자와 육성이 필요하다. 향후 의료방법 발명의 취급방향으로 첨단 의료기술의 주도권을 선점하기 위해 특허허여범위를 확대하는 추세를 이어가면서 환자의 치료에 있어 윤리적 공익적 차원에서 특허권의 사전적 또는 사후적 효력 제한을 유지할 것으로 전망된다.

특허제도 이모저모

출원공개제도란?

출원공개제도란 출원인의 신청에 의하여 또는 특허출원 후 1년 6개월 경과 후에 특허청에 계속 중인 출원을 심사여부와 관계없이 특허청이 공개공보의 형태로 일반에 공개하는 제도를 말한다. 이러한 출원공개제도는 발명을 미리 공개함으로써 제3자의 중복연구, 중복투자 및 중복출원을 방지하는 한편 기술이용의 기회를 제공하고자 도입된 제도이다. 출원공개와 구별되는 개념으로 등록공고가 있는데, 등록공고는 심사를 통과하여 특허권이 설정등록 후 특허 등록된 내용을 공개하는 것을 말한다. 출원인이 특허 등록료를 납부하고 특허권이 설정 등록된 경우 설정 등록된 특허출원 내용을 등록공고로 발행하여 일반인에게 공표하는 제도이다.

출원공개의 시기는 특허 출원일로부터 1년 6개월이 경과한 때 또는 출원인이 조기공개신청을 하는 경우 1년 6개월 이전이라도 공개 가능하다. 이러한 조기공개신청은 출원과 동시에 할 수도 있다. 조기공개신청에 대한 별도 수수료는 없으며 신청서를 제출한 날로부터 1~2개월 후에 출원이 공개된다. 그러나 조기공개를 신청한다고 해서 특허의 심사 또는 등록이 조기에 이루어지는 것은 아니다.

선사용권 제도란?

선사용권이란 특허가 존재함에도 제3자가 기존에 사용하던 기술을 사용할 수 있도록 인정하는 권리이다. 즉 특허출원하지 않고 영업비밀로서 유지하면서 사용하는 중에 타인이 동일한 기술을 특허등록을 진행해서 특허침해를 주장하는 경우 선사용권 항변이 가능하다. 다만 발명을 공개하는 대가로 특허권을 부여하고 발명을 보호하고 있는 특허제도의 취지에는 반한다고 볼 수 있으며, 공평의 관점에서 제한적으로 허용된다. 또한 특허제도는 속지주의적 성격을 가지므로 선사용권 인정 여부, 적용 시점과 범위에 대해서는 국가별로 상이하다. 선사용권을 인정받기 위해서는 선사용권 적용기준 시점에 해당 발명을 실시하고 있어야 한다. 선사용권은 원래 범위 내에서만 인정되며 사용범위를 확대해서는 안 된다. 또한 일반적인 양도나 실시권 설정은 불가능하며 기업 전체의 양도 또는 승계 시에만 유효하게 존속한다.

우리나라와 일본은 선사용권 인정 시점과 관련하여 조약우선권 주장 우선일을 포함하지 않는 점에서 다른 국가의 선사용권과 상이하다. 우리나라는 국내우선권 주장의 우선일은 포함하나

조약우선권 주장의 우선일은 포함하고 있지 않다는 점에서 좀 더 속지주의적 성격이 강하게 반영되어 있다. 미국은 선사용권 판단 시점도 타국에 비해 빠르고 상업적 사용을 요구한다는 점에서 선사용권 인정에 좀 더 엄격하다는 것을 알 수 있다. 따라서 미국에서 특허침해 소송을 당하는 경우 선사용권에 의한 항변은 쉽지 않을 것을 예상할 수 있다.

특허침해의 판단과 대응법

일반적으로 기계나 장치에 대한 기술은 도면 등으로 제3자의 특허침해를 판단하기가 비교적 수월하지만 기술영역에 따라 쉽게 판단하기 어려운 경우도 흔하다. 특허침해의 판단기준은 침해자가 실제 생산하고 있는 제품과 나의 특허 명세서상의 청구범위를 비교하는 것이다. 만일 전자가 후자를 모두 포함하고 있다면 특허침해가 성립될 수 있다. 타인의 무단실시를 알았을 때 상대방에게 침해를 주장하기에 앞서 나의 특허가 유효한 권리인지 확인하고 이후 상대방 제품과의 침해여부를 검토한다. 실무적으로는 기술사업화 전담조직에서 기술실시계약 등의 라이선스를 통해 해결을 추진하는 것이 좋다. 실제로 많은 수의 기술실시계약들이 특허권의 침해사실을 바탕으로 이루어지는 경우가 많다. 만일 상대측이 협의에 응하지 않을 경우 침해를 중지하라는 내용을 실은 경고장을 발송할 수 있다. 경고장을 발송했음에도 아무런 조치가 행해지지 않는다면 법원에 침해금지 가처분신청 등 법적조치를 취할 수 있다. 초기 조치 이후에도 권리를 보호하기 위해 지속적으로 관련제품의 동향을 파악하는 것이 필요하다.

이와는 반대로 타인으로부터 특허침해 경고를 받았을 때는 어떻게 대응하는 것이 좋을까? 먼저 특허등록원부를 통해 정당한 권리자로부터의 경고인가 특허권이 이전된 것은 아닌가 특허권이 소멸되지 않고 유효하게 존재하는 권리인가 등의 사실관계를 먼저 확인해야 한다. 또한 그 침해주장이 보상금청구권을 실제 행사하겠다는 내용의 경고인지, 특허권 침해에 대한 경고 또는 소송의 제기인지 등을 확인하고 그 침해 대상이 되는 특허권과 권리의 기술적 내용, 특허청구범위 기준이 무엇인지 정확히 파악해야 한다. 침해주장에 대한 내용이 파악되면 실시발명이 특허발명과 동일한지 여부를 특허심판원에 소극적 권리범위확인 심판청구를 하여 특허권의 보호범위에 속하는지 확인하는 방법도 가능하다. 또한 특허발명이 출원 전에 공지된 것인지 여부와 출원 시의 기술수준 등을 전문 변리사와 함께 관련문헌을 조사하고 관계법령을 숙지하여 특허무효주장을 할 것인지 아니면 화해할 것인지 등 적절한 대처방안을 강구해야 한다.

특허침해의 최종결정은 침해소송의 제기에 따라서 관련법원에서 내리게 된다. 특허침해 유형은 특허청구범위에 기재된 발명의 요소들을 침해제품이 두루 포함하고 있는 경우에 해당하나 여러 가지 법률적 요인들이 작용하여 침해판단에 영향을 미치게 된다. 이를테면 특허청구 범위에 포함된 권리요소들 중에 몇 가지가 선 특허 등록된 선행기술에 포함되어 있는 경우에는 그 기술에 대해서 권리를 확정할 수 없다는 '공지기술 제외원칙', 외형적 구성은 상이하나 설계변경으로 인해 용이하게 실시할 수 있는 범주에 속한다는 균등론의 원칙, 출원과정에서 발명자가 의식적으로 제외한 기술은 권리범위에서 제외된다는 출원경과 참작의 원칙 등 여러 가지 이론과 원칙이 복합적으로 적용되어 이를 쟁송과정에서 법원이 종합하여 판단한다.

특허의 무효심판이란 유효하게 설정 등록된 특허권을 법정무효사유를 이유로 심판에 의하여 그 효력을 소급적으로 또는 장래에 향하여 상실시키는 준사법적 행정처분을 말한다. 특허의 무효처분은 특허권침해소송을 해결하기 위한 전제로서 재판에서는 할 수 없고 반드시 무효심판에 의해 행해져야 한다(법 제133조). 무효심판은 착오로 허여된 특허권을 계속 방치하면 특허권자의 부당한 보호가 됨은 물론 국가산업에도 유익하지 못하므로 무효심판을 통해 부실특허를 정리하려는 취지이다.

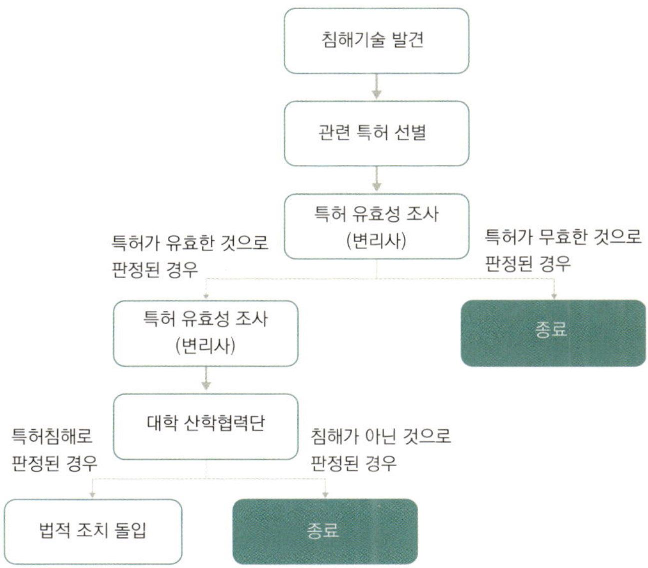

침해기술의 발견와 대응 과정

#3

애플워치, 마시모의 특허침해로 수입 금지 조치

2023년 12월, 미국 정부가 특허권 침해 분쟁과 관련해 애플워치 일부 기종의 수입을 금지하기로 한 국제무역위원회(ITC)의 결정을 그대로 유지하기로 했다. 애플워치는 중국 등 미국 밖에서 생산되고 있어 이번 수입 금지 결정으로 사실상 미국 내 판매가 중지됐다. 혈중 산소포화도를 측정하는 기술(pulse oximeter) 특허를 가진 마시모(Masimo Corp.)는 2020년 이후 출시한 애플워치에 적용된 산소포화도 측정기가 마시모의 특허를 침해했다고 주장해 왔다. 지난 10월 ITC는 2021년 마시모가 제기한 특허 소송에서 마시모의 손을 들어줬다. 애플은 "수입 금지 결정에 강력히 반대한다"며 "애플워치를 소비자들에게 돌려주기 위한 모든 노력을 이어갈 것"이라고 밝혔다.

Apple Inc. v. International Trade Commission, 24-1285,
미국 연방순회항소법원

출처: Intellectual Property Law360

마시모는 의료기기 고의적 침해 관련 소송 사건으로 유명한 기업이다. 전기기사 출신의 조 키아니가 1989년 24살에 창업한 마시모는 환자 감시장치에 쓰이는 생체신호 측정 센서 전문기업이다. 마시모는 맥박 산소포화도 측정기기에 관한 핵심기술을 개발해왔으며 1991년부터 총 315건의 US특허 포트폴리오를 구축하였다. 이러한 강력한 특허 포트폴리오를 기반으로 마시모는 경쟁사인 넬코(Nellor), 글로벌 헬스케어 기기 회사인 필립스(Phillips) 등을 상대로 적극적인 특허 침해 소송을 벌이며 성장해 왔다. 2006년에 마시모는 넬코와의 특허 분쟁을 벌였으며 최종적으로 독점금지 판결에서 승리하여 4,350만 달러의 배상금을 판결받았다. 이후 마시모는 2009년 경쟁회사 필립스를 상대로 미국 델라웨어주 연방지방법원에 특허침해소송을 제기하였다. 1심에만 5년에 가까운 장기간의 재판이 진행되었는데 2014년 10월 필립스의 마시모 특허침해 및 과거 특허침해에 대해 고의적 침해로 판단되어 무려 4억 6천만 달러의 손해배상액을 지급하라는 평결이 내려졌다.

그렇다면 마시모는 과연 특허괴물인가? 특허괴물(Non-Practicing Entity)이란 기술생산력은 부재하지만 분쟁의 대상이 될 만한 가치 있는 지식재산을 저가로 매입하여 특허소송을 제기하여 엄청난 수익을 얻는 회사를 말한다. 마시모는 특허소송에서의 배상금을 바탕으로 기업이 회생하고 성장한 것은 사실이나 실제 기술을 갖고 있고 생산하고 있었으므로 특허괴물로 보기는 어렵다. 기술사업화 전략 측면에서 특허 포트폴리오를 탄탄하게 구축한 사례로 보는 것이 합리적이다.

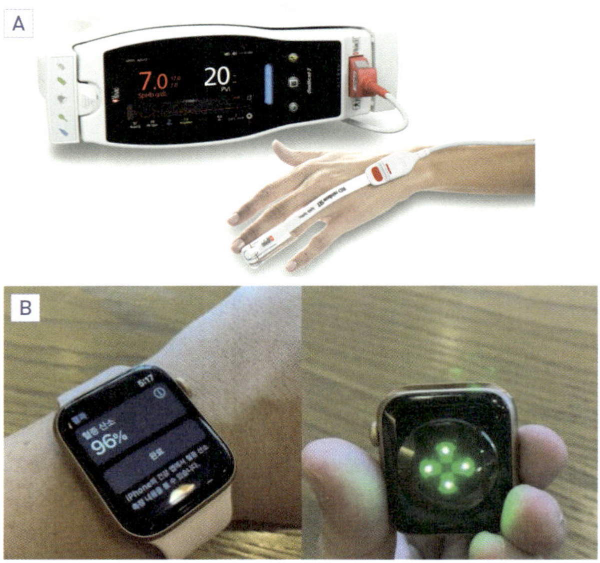

(A) 마시모사의 산소포화도 측정 모니터링 장비.
(B) 애플워치의 산소포화도 측정센서

신산업분야 특허 동향과 전망

4차산업혁명시대에 접어들면서 그와 관련한 인공지능, 사물인터넷(IoT, Internet of Things), 종자산업, 바이오, 의약 등 기술이 지속적으로 산출되고 있다. 특히 인공지능 분야의 경우 최근 5년간 연평균 50% 이상 폭발적인 특허출원 증가율을 보이고 있다. 이에 발맞추어 우리나라 특허청에서도 이러한 5대 핵심분야의 융복합기술을 중심으로 고품질 특허를 확보하여 미래성장동력을 창출할 수 있도록 디지털 신산업분야 특허부여기준을 제정하여 특허신청과 획득을 지원하고 있다.

사물인터넷 서비스분야의 경우 ICT융복합 기술에 기존 제조업 기반 특허부여기준을 적용하는 불합리를 탈피하고 기업들의 시장진입을 독려하기 위해 서비스 분야별 특성 및 효과를 충분히 고려하도록 기준을 정비하였다. 또한 종자 산업분야에서 크리스퍼 유전자가위 기술을 이용해 개량된 종자의 경우 적용 작물을 달리하여 새로운 효과가 있으면 특허로 보호받을 수 있도록 특허부여기준을 완화하고 출원인을 위한 명세서 기재요령 및 모범사례를 제시하였다. 바이오 분야의 경우 그동안 불명확했던 인공지능 기반 신약 개발의 특허 부여기준을 보완함으로써 기업이 인공지능을 이용하여 약물 재창출 기술의 개발 단계별로 최적의 특허출원 전략을 수립할 수 있도록 지원하고 있다. 바이오 분야는 IT 분야와는 달리 기술수명이 길고 아직 성숙되지 않은 초기단계의 원천기술이 중요하기 때문에 기존 발명에 대한 지속적인 모니터링을 통해 새로 발견된 용도를 확장하는 방향으로 포트폴리오를 구축하는 것이 이상적이다.

디지털 신산업분야 특허 부여기준 현황과 개선 내용

기술분야	현황	개선점
인공지능	기업이 인공지능 관련 발명의 특허획득을 위해 필요한 명세서 작성방법이 불명확	양질의 특허획득을 위한 구체적인 명세서작성 지침 및 판단사례 제공으로 특허부여기준의 마련 (예) 사고차량의 사진만으로 수리비, 보험료 예측정보를 제공하는 시스템
사물 인터넷	주요국 대비 낮은 특허 등록률로 인해 기업의 특허 확보에 어려움	발명의 효과 및 서비스 분야별 특성을 고려하여 특허부여기준을 완화하여 특허보호 확대 (예) 관객의 심박수, 혈압 등에 따라 움직임이 조절되는 4D 영화 관람 의자
종자산업	시장진입 위해 크리스토퍼 유전자가위 기술로 개량종자를 주로 발명하나 특허획득이 곤란	적용작물이 다른 경우 등 특허여부 판단요건을 일부 완화하여 기업의 개량특허 획득 지원으로 특허보호 확대 (예) 자색옥수수에 사용된 유전자를 사과에 적용한 자색사과
바이오 의약	인공지능기반 신약개발의 유형별 특허부여 기준이 불명확	AI를 이용한 약물재창출 기술개발 단계별로 특허판단 사례 등 제시하여 특허부여기준을 마련 (예) 컴퓨터프로그램을 활용하여 개발된 신약 후보 물질

출처: 4차산업혁명 관련기술 특허 통계집(특허청 2020)

헬스케어 영역에서 인공지능기술

의료인공지능이란 헬스케어 영역에서 다양한 의료활동을 목적으로 머신러닝, 딥러닝 기반의 인공지능 모델 및 기타 인공지능 요소기술을 의료산업에 적용하여 예측, 진단, 치료 등 진료 프로세스를 효율적으로 지원 및 개선하고자 하는 기술을 말한다. 여기에는 의료 서비스 사용자를 대상으로 다양한 디지털전환 경험을 제공하고자 하는 개념도 포함된다. 이러한 의료인공지능은 향후 의료산업 및 시장을 혁신할 수 있는 핵심기술로 받아들여지고 있으며, 주요 해외 기업과 스타트업을 중심으로 의료기기, 헬스케어 등 다양한 시장에서 활발한 기술개발과 투자가 이루어지고 있다. MarketsAndMarkets에 따르면 현재 헬스케어 시장 내에서 의료인공지능 서비스의 시장규모가 2022년 99억 달러에서 연평균 45.8% 이상 빠르게 성장할 것으로 전망하고 있다. 또한 클라우드 기반의 플랫폼 서비스, 시스템간 응용 서비스 등을 통해 의료 분야 신규 서비스가 출시되면서 의료인공지능 서비스 대중화에 다가서고 있다. 특히 국내에서는 중증질환, 희귀질환, 정신질환 진단 관리를 위한 의료 인공지능을 개발하여 공공병원 등을 대상으로 진료보조 인공지능 서비스를 확산하고 다양한 서비스 제공을 위해 건강정보 마이데이터 활용제도 등의 시행을 추진하고 있으며 점차 그 비중이 높아질 것으로 전망된다.

인공지능 특허출원 전략

인공지능발명의 유형은 AI학습 모델링 발명과 AI응용발명으로 나눌 수 있다. 실제 출원비율은 AI학습모델링 발명은 10-20%를 차지하고 AI응용발명은 80-90%에 달한다. 세부 구성에서 인공지능발명은 1) 데이터, 2) 데이터 전처리, 3) 학습모델 정의와 물리적 구현, 4) 학습완료모델의 다섯 가지 구성요소로 구분된다.

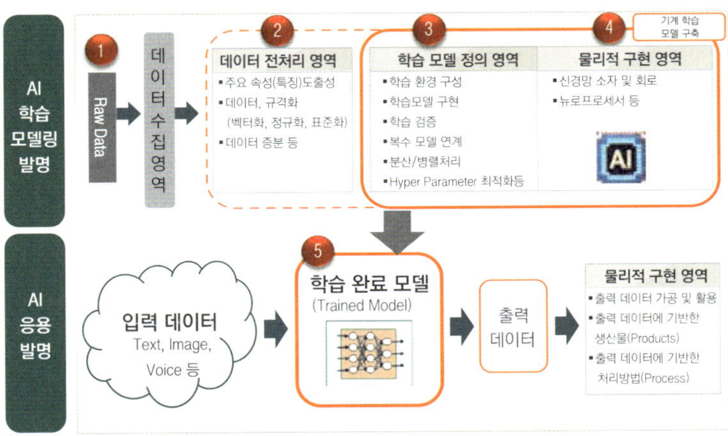

출처: 인공지능분야 심사실무가이드

① 데이터

학습용 데이터는 병리, 영상, EMR, 시그널 등 기존에 있던 의료용 데이터를 사용한다. 학습데이터에 따라 학습모델의 성능 및 그 결과가 크게 달라질 수 있다. 그러나 심사실무가이드에 따르면 학습모델과 출력데이터가 동일하다면 선행기술 대비 학습 데이터의 차이만으로 진보성을 인정하는 것은 어렵다고 하고 있다. 특허청의 대원칙에 따라 발견은 보호하지 않고 발명만을 보호한다는 부정적인 입장을 보인 것으로 생각된다. 그러나 의약발명처럼 본질적으로 발견에 해당하지만 학습데이터의 선정에도 많은 노력과 비용이 소요되는 점을 고려할 때 약리기전과 시험예를 기재하듯이 학습데이터의 차이에 따른 특유의 효과와 구체적인 실시예를 기재한다면 원칙적으로 진보성을 긍정할 수 있다고 생각한다.

② 데이터 전처리

학습데이터 자체가 아닌 특징점(feature)에 기술적 차별성이 있는 경우라면 데이터 전처리 방법에 기술적 특징이 있는 경우에 해당하여 특허를 받을 수 있다. 데이터 전처리 방법의 기술적 특징으로 입력 데이터로부터 특징점을 도출하는 구성뿐 아니라 벡터화, 정규화, 표준화 등 특정 규격화된 학습 데이터를 생성하는 구성을 구체적으로 기재하는 것이 좋다. 심사실무가이드에는 원천데이터 수집방법, 사후관리목적의 데이터 저장방법 등은 포함되어 있지 않지만 중요한 특징점으로 활용 가능하다. 기계학습 프로세스가 온전하게 도입되려면 원천 데이터의 수집, 학습데이터의 구축, 학습과 검증의 일련의 과정이 실시간 또는 주기적으로 반복되어야 한다. 따라서 이 같은 기술적 과제를 갖고 원천 데이터의 수집방법에 기술적 특징이 있는 경우라면 특허를 받을 수 있다. 또한 학습단계 및 추론단계에서 지속 발생하는 데이터의 저장관리도 특허로 고려될 수 있는 요소이다.

③ 학습모델 정의와 물리적 구현

학습환경 구성, 입력데이터와 학습된 모델의 출력 데이터 간의 상관관계, 학습 모델 구현과 검증, 복수의 학습 모델들의 연계, 분산 또는 병렬처리, 하이퍼파라미터(hyperparameter) 최적화를 구현하는 구성 등이 구체적으로 기재할 필요가 있다. 강화학습과 관련된 발명의 경우 강화학습의 5가지 구성요소인 에이전트(agent), 환경(environment), 상태(state), 행동(action), 보상(reward) 간의 상관관계를 명확히 기재해야 한다. 오픈소스 프레임워크를 활용한 개발이 확산되고 있는 실정에서 새로운 학습모델에 대해서 특허를 받는 경우는 흔치 않을 것이다. 공지된 학습모델을 다른 목적으로 사용하면서 일부 구성을 조정하는 상황이 대부분의 경우일 것이다. 예를 들어, 아키텍처를 조정하여 튜닝한 부분이 있다면 그 내용을 충실히 담아내어 특허를 받을 수 있다. AI프로그램은 기존에 존재하는 CNN 등의 인공지능 학습모델을 의미하는데 의료용으로 새로 개발하기보다는 기존에 있던 인공지능 모델을 사용하는 경우가 많다. 따라서 AI프로그램에 대한 특허를 확보하기는 어렵다.

④ 학습완료모델

AI학습완료모델은 다수의 의료데이터들 중 일부를 선택하여 머신러닝을 통해 얻어지며 AI프로그램과 입력 파라미터가 조합되어 있으므로 진보성 인정에 용이하다. AI에 의한 서비스는 AI학습모델에 의해 얻어지는 결과물이다. 따라서 이러한 내용에 기초하면 일단 의료시스템 특허 확보를 위해서는 AI학습완료모델이 필요하며 특허침해 입증을 위해 이를 활용한 AI에 의한 서비스를 함께 권리화하는 것이 좋다. 다만 AI학습완료모델은 특허침해 입증이 어려운 편이므로 입증 가능하도록 청구항 기재 시 최소한으로 한정하는 것이 바람직하다. 학습 결과물의 응용 측면에서 기술적 특징이 있는 경우, 즉 학습단계가 완료된 후의 추론단계에서 학습이 완료된 모델부터 출력된 데이터를 활용하는 구성, 출력데이터에 기반한 산출물, 출력데이터에 기반한 처리방법 등이 구체적으로 기재되면 특허를 받을 수 있다. 발명의 효과를 구체적으로 제시하는 것이 좋은데 인공지능 발명의 통상적인 효과에 해당하는 '신속하게 처리할 수 있다', '정확한 예측을 할 수 있다' 등의 기술은 진보성 확보에 도움이 되지 않는다. 따라서 효과를 정량화하거나 기존에 존재하지 않던 정성적인 효과를 명세서에 기재할 필요가 있다.

인공지능 특허를 받기 어려운 사례

① 인공지능 기술이라는 워딩만 단순히 부가하였거나 알고리즘 자체인 경우

명세서에 '인공지능 기술을 이용하여' 또는 '인공지능 알고리즘에 따라' 정도로만 기재하고 구체적인 기술적 구성은 특정하지 않은 경우 특허 대상이 되기 어렵다. 표면적으로는 인공지능 기술을 적용한 것처럼 쓰여 있지만 실제로는 규칙기반(rule-based) 시스템인 경우가 많다. 인공지능 분야 심사 실무가이드라인에 따르면 기계학습이 되려면 규칙을 기계가 스스로 찾아내야 한다. 전통적인 프로그래밍처럼 사람이 명시적으로 규칙이나 기준을 입력하는 방식으로는 인공지능 특허를 받을 수 없다. 또한 청구항의 발명이 수학적 방법이나 컴퓨터 프로그램 등 인공지능 알고리즘 그 자체인 경우도 특허 등록이 어렵다. 따라서 청구항의 발명을 기술적 수단를 이용한 방법 또는 장치로 기재하는 것이 바람직하다.

② 선행기술과의 차이점이 공지된 학습모델에만 있는 경우

특허청은 이 같은 경우를 인공지능 기술의 구체적 적용에 따른 단순한 설계변경에 해당하는 것으로 보고 있다. 대표적인 사례로 학습데이터와 출력데이터가 동일하나 다만 학습모델로 순환신경망(RNN, Recurrent Neural Network)을 합성곱신경망(CNN, Convolutional Neural Network)으로 대체한 경우는 단순한 설계변경 사항에 해당하며 진보성을 인정할 수 없다고 하였다. 데이터의 기술적 속성이나 수학적 파라미터를 단순히 기재하면 안되고 서포트 벡터머신, 추론엔진, 신경망 등의 용어도 가급적 사용하지 않는 것이 좋다. 학습데이터가 제한적인 상황에서 학습모델 변경이나 조정으로 성능개선을 꾀하는 시도들이 많기 때문에 이러한 판단은 논란의 소지가 있지만 특허청도 학습모델의 변경에 따라 더 향상된 효과가 있고 그러한 효과가 일반 기술자의 예측 가능한 범위를 현저히 벗어나는 경우 진보성을 긍정할 수 있다고 밝히고 있다. 따라서 변경된 학습모델의 구체적 구성을 특정하는 동시에 성능향상을 입증하는 실험데이터를 제시하는 것이 등록률을 높이는 데 도움이 된다.

③ 인공지능 기술의 단순조합과 적용 또는 그 효과가 적은 경우

소정의 목적을 달성하기 위해 어떤 분야에서 이미 이용되고 있는 방법, 수단 등을 조합하거나 특정 분야에 적용하는 것은 인공지능 기술분야에서 광범위하게 시도되고 있으므로 이 같은 기술의 조합이나 적용에 대해서는 특단의 사정이 없는 한 진보성을 부정하고 있다. 또한 '신속하게 처리할 수 있다', '대량의 데이터를 처리할 수 있다', '오류를 줄일 수 있다', '정확한 예측을 할 수 있다' 정도의 효과는 인공지능을 활용함에 따른 당연한 효과인 경우가 많고 일반 기술자가 쉽게 예측할 수 있는 효과라는 전제에서 진보성을 판단한다. 결국 청구항에 기술적 특징이 있는지의 여부에 따라 특허적격성 유무가 판단된다. 기술적 해결과제는 수학적인 방법에 입력되는 데이터보다는 수학적 방법에 의해 도출되는 결과의 직접적인 기술적 관련성이 중요하다.

④ 인공지능을 인간지능(Human Intelligence)처럼 사용하는 경우

특허청은 이 경우를 사람이 수행하고 있는 업무 또는 비즈니스 방법을 공지된 인공지능 기술로 단순히 시스템화한 경우라고 정의하였다. 인공지능 기술이라면 동일한 데이터를 사용하더라도 기계의 이해를 위하여 특징점을 추출하는 과정이 있거나 전혀 다른 새로운 데이터를 학습 데이터로 하는 등 차이점이 있어야 한다. 심사실무가이드에서는 '과거 금융 거래내역을 입력데이터로 하여 대출 신청자에 대한 신용도를 평가하는 인공지능 기반 신용평가 시스템'에 대하여 진보성을 긍정할 수 없다고 하였다.

인공지능 특허의 구성요소와 특징

구성요소	설명	등록가능성	침해입증 여부
AI프로그램	CNN등의 인공지능 모델	SW특허와 동일하게 취급	어려움
학습용 데이터	머신러닝에 사용되는 대량의 데이터	데이터 전처리 과정으로 가능	가능
학습완료 모델	AI프로그램과 입력 파라미터의 조합	높음	어려움
AI 서비스	AI학습완료모델에 의해 얻어지는 결과물	낮음	가능

보건의료 신기술 특허출원 전략

사물인터넷(Internet of Things, IoT)

IoT는 각종 사물에 센서와 통신기능을 내장하여 인터넷에 연결하는 기술을 말한다. 특허 출원 시 IoT 관련 기술의 주안점에는 어떤 것들이 있을까? 우선 다양한 센서에서 얻어진 데이터를 조합해 유의미한 정보로 자동가공 후 송신해야 한다. IoT기기의 센서로부터 얻은 데이터를 단순히 무선 송신하여 정보를 취득하는 내용은 이미 다수의 선행문헌들이 존재하므로 특허등록이 어렵다. 따라서 다양한 센서에서 얻어진 데이터를 자동으로 가공한 후 전송하는 방법으로 특허성을 확보하는 것이 좋다. 다음으로 센서에서 얻은 데이터값에 따른 제어명령을 세분화하는 것이 필요하다. 추가되는 조건에 의한 제어명령이 발명의 실시를 위해 반드시 필요한 것이라면 추가 한정하더라도 권리범위는 좁아지지 않을 수 있다. 마지막으로 IoT기기의 센서로부터 얻은 데이터에서 단순히 정보만 취득하는 것이 아니라 그 패턴을 자동분석해 이를 서비스 환경으로 만들어 사용한다면 특허성을 인정받을 수 있다. 이러한 패턴 자동분석에는 인공지능 등의 기술을 활용할 수 있다.

디지털치료제(DTX)

디지털치료제에서 환자 치료를 위해 수행되는 방식이 기존과 다르다면, 기존의 소프트웨어의료기기(SaMD, Software as Medical Device)에 대한 특허출원과 유사하게 진행 가능하다. 예를 들어 디지털치료제에서 환자와의 상호작용을 위해 수행되는 프로세스 또는 제공되는 컨텐츠가 개선되어서 차이가 난다면 이를 기반으로 특허출원을 진행할 수 있다. 이때 기존방식과의 차이에 의해 더 나은 효과가 발생함을 설명하는 자료가 있다면 명세서에 함께 기재함에 따라 심사관에게 해당발명의 효과 현저성을 주장하여 진보성을 입증할 수 있다. 디지털치료제는 기존에 알려진 방식을 활용하지만 복용량이나 환자조건 등 새로운 치료용도나 치료조건을 구체적으로 설정함에 따라 새로운 질환에 대한 치료효과나 동일한 질환에 대해 기존 방식보다 월등히 높은 치료효과를 제공할 수도 있다. 이러한 경우에는 바이오제약 특허의 관점과 유사하게 접근하여 구체적인 치료조건을 청구항에 한정하면서 월등히 높은 효과에 대한 실험데이터를 명세서에 함께 기재하여 진보성을 인정하여 특허를 확보할 수 있다. 디지털치료제라는 개념이 등장하기 전부터 환자 치료용 소프트웨어는 존재하였으므로 현시점에서 디지털치료제로 개발되고 있는 개념에 대한 특허가 과거에 이미 출원되었을 수 있으므로 미리 확인할 필요가 있다.

생성형AI

ChatGPT 이후 생성형 인공지능이 각광을 받고 있다. ChatGPT 이전까지만 하더라도 인공지능 기술에 대해서는 특허 무용론이 설득력을 얻었다. 왜냐하면 인공지능을 구현하기 위한 많은 파트들이 오픈소스 라이브러리상에서 제공되고 있어 특정인이 독점할 수 없기 때문이다. 그러나 기존 오픈소스 라이브러리에서 제공하는 인공지능 기술의 특허 라이선스는 모델 자체에 대한 것이고 데이터나 태스크에 관련된 부분은 해당되지 않는다. 생성형 인공지능의 기술적 특징은 모델 자체가 아닌 각각의 태스크로 볼 수 있으므로 생성형 인공지능을 이용하여 제공된 서비스는 라이선스가 적용된 기술인 것으로 판단하기 어렵다. 즉, 오픈소스상에서 라이선스가 부여되는 모델 외의 파트에 대해서는 소프트웨어 및 비즈니스모델의 일반 지식재산권 관점에서 검토 가능하다. 기존에도 인공지능 특허에 있어서 데이터 전처리 영역, 학습모델의 정의 및 AI서비스 자체에 특징이 있다면 특허의 신규성 내지 진보성을 인정하는 경향이 있었다. 생성형 인공지능 특허의 권리화를 위해서는 서비스 자체의 차별성이 필요하다. 인공지능이 배제된 서비스 자체에 대한 과정을 구체화하는 것이 필요하다. 생성형 인공지능이 적용된 AI서비스 특허의 경우 일반 소프트웨어 특허로 판단될 여지가 있으므로 동작 하나하나의 구체화를 하는 것이 좋다. 또한 데이터 및 모델을 차별성을 강조하는 것도 중요하다.

SaaS (Software as a Service)

많은 스타트업들이 SaaS를 제공하는 것을 주요 사업모델로 하고 있다. 특히 최근 ChatGPT 이후 생성형 AI개발이 가속화되고 있으며 이를 이용하여 기존보다 훨씬 다양한 형태의 SaaS가 개발되고 있다. SaaS기술에 대한 보호를 위해서는 특허 청구항의 카테고리를 다양하게 작성하는 것이 필요하다. 즉 서버와 같은 장치 청구항, 소프트웨어의 시계열적 동작을 제시한 방법 및 시스템 청구항, 서비스가 제공되는 사용자 단말의 청구항까지 폭넓게 확보하는 것이 좋다. 또한 SaaS의 경우 사업모델이 특징이 되는 경우가 많기 때문에 기술만 강조하기보다는 서비스와 특허가 매칭되도록 구성하는 것이 중요하다. 소프트웨어 발명이 장치로 구현되지 않는 경우에는 거절되는 경우가 많기 때문에 장치적 구성을 사용하여 청구항을 작성하는 것이 바람직하다. 또한 주요 기술 특징인 시계열적 동작만을 강조하기보다는 입력값과 출력값 위주로 청구항을 작성하는 것이 입증이 용이하고 넓은 특허범위를 확보하는 데 도움이 된다. 또한 클라우드를 기반으로 하는 SaaS 기술이라 하더라도 장래에 적용 가능한 엣지 디바이스(Edge Device)를 통해 제공되는 서비스 형태를 확보해 두는 것이 경쟁력 제고를 위해 도움이 된다.

비지니스모델(BM, Business Model) 특허

영업방법 자체는 특허의 대상이 되지 않으나 영업방법이 서버 또는 컴퓨터나 스마트폰과 같은 단말기에 의해 구현되고 있다면 특허의 대상이 될 수 있다. 특히 요즘은 대부분의 서비스를 스마트폰에 설치된 애플리케이션을 통해 제공받을 수 있다. 애플리케이션이 수행하는 기능, 서버와의 통신관계, 데이터 처리방법 등이 시계열적인 흐름으로 청구항에 논리적으로 반영되어야 특허로 보호될 수 있다.

바이오 기술개발과 특허

코로나19 등의 영향으로 바이오기술의 중요성이 대두되고 있으며 향후 미래를 선도할 산업으로 각광받고 있다. 2023년도 노벨 생리의학상은 mRNA백신 기술 개발의 주역인 드루 와이스먼 미 펜실베이니아의대 교수와 카탈린 카리코 독일 바이오엔테크 수석 부사장이 수상하였다. mRNA백신은 병원체의 유전정보인 mRNA를 전달하여 면역세포가 mRNA를 통해 만들어진 항원을 인지하면 항체를 생성해 면역력을 얻는다. 타겟 바이러스의 유전체 서열만 알면 어떤 변이 또는 신종 병원체가 나타나도 빠르게 백신을 설계하고 생산할 수 있는 장점이 있다. 이러한 mRNA기술에 대한 특허의 실시권은 모더나 등이 보유하고 있다고 알려져 있다. 특허에 의한 배타적 독점권의 부여는 기술개발의 동기를 제공한다. 카리코 박사는 헝가리 세게드대학 시절부터 mRNA를 연구해온 전문가였으나 계속된 실패에 연구비가 끊기는 등 고충을 겪으며 펜실베이니아 대학으로 이직하여, 그곳에서 면역학자인 와이즈만 교수와 함께 의기투합하여 mRNA기술을 완성해 내었다고 한다. 오랜 역경을 딛고 꾸준한 연구로 mRNA백신의 성공에 기여한 두 노벨상 수상자의 특허는 매우 큰 가치가 있다고 볼 수 있다.

일반적으로 특허는 발명 즉 자연법칙을 이용한 기술적 사상으로서 고도한 것에 부여되므로 발명이 아닌 발견의 관점에서 보면 바이오 발명의 특허허용 범위는 좁아질 수 있다. 미국의 경우 특허허용 범위가 가장 폭넓게 인정하고 있으나 단순발견에 대해서는 대부분 국가에서 허용하지 않는다. 우선 미생물발명의 허용여부는 논쟁의 여지가 있다. 미국대법원은 1980년 판결에서 '발견이라도 자연 상태에서 발견되는 것과 두드러지게 다른 특징을 가진다면 특허를 받을 수 있다'라고 하여 유전공학으로 제조된 미생물에 대한 특허를 허여하였다. 이는 우리나라, 일본, 유럽에도 동일하게 적용되고 있다. 동물발명의 경우 우리나라와 미국, 일본에서는 인간을 제외한 유전공학에 의해 제조한 동물에 대한 특허를 허용한다. 다만 미국에서는 복제양 돌리에 대한 특허를 불인정한 바 있다. 이는 복제양이 기존의 양과 유전적으로 완전히 동일하여 두드러진 다른 특징을 가진다고 보기 어렵기 때문이다. 한편, 유럽에서는 동물의 특정 변종이나 본질적인 생물학적 동물생산방법은 특허를 받을 수 없다고 규정하고 있다. 식물발명의 경우 우리나라에서는 특허를 받을 수 있다. 다만 명세서의 기재요건으로서 당업자가 반복 실시하여 목적하는 기술의 효과를 얻을 수 있어야 한다. 미국과 일본에서도 식물특허가 가능하다. 유럽에서는 식물의 특정 변종이나 본질적인 생물학적 식물생산방법은 특허를 받을 수 없다. 우리나라와 일본에서는 인간의 존엄성을 손상시키지 않는 한도 내에서 유전자특허가 허용된다. 다만 출원 명세서에 유전자 서열번호를 기재해 유전자를 특정해야 한다. 미국에서는 '자연적으로 생성되는 DNA조각은 특허대상이 아니지만 cDNA는 자연산물이 아니므로 특허대상이다'라고 판시하여 인위적인 조작에 의해 만들어진 DNA조각은 특허를 받을 수 있다. 유럽에서는 단순 DNA서열은 특허대상이 아니지만 인체로부터 분리되거나 기술적인 방법에 의해 생산된 DNA는 특허를 받을 수 있다. 인간 대상 치료 및 진단방법 발명의 경우 공익에 직접적으로 관련된 분야라는 점에서 우리나라, 일본, 유럽, 중국에서 모두 특허를 허용하지 않는다. 다만 미국에서는 이를 의료발명에 포함시켜 특허를 허용하고 있다.

#4

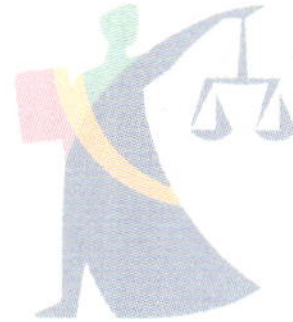

머크의 블록버스터 특허만료일 단축 소송

블록버스터 마취 반전 약제 브리디온(Bridion)의 주요 성분인 슈가마덱스(Sugammadex)에 대한 머크(Merk)의 특허권을 깨기 위해 제네릭 제약회사들의 소송이 제기되었다. 전신 마취 수술 후 신속하게 근이완을 역전시켜 환자를 회복시키는 데 사용되는 브리디온은 머크의 주요제품으로 연 매출액은 16억 달러에 달한다. 재발행된 특허(reissued patent)는 원칙적으로는 특허의 언어 오류를 수정하기 위해 수행되는데, 본 사례의 경우 2003년 첫 출원 이후 2014년 재발행 시 슈가마덱스가 속한 더 좁은 군에 대한 12개의 새로운 청구항이 추가되었다. 제네릭 제약사들은 이 특허가 저비용 일반 슈가마덱스 제품이 시장에 진입하는 데 대한 유일한 장벽이므로 재발행된 특허가 2021년에 만료되어야 한다고 주장하였다.

Merck Sharp & Dohme B.V. v. Aurobindo Pharma USA Inc., 23-2254, 연방순회항소법원

출처: Intellectual Property Law360

'브리디온주'의 특허를 깨기 위해 다수의 제약사가 특허무효 소송 및 특허 존속기간 연장 무효 소송 등을 제기했지만, 모두 실패하면서 '브리디온주'의 특허는 깨지지 않았다. 그러나 2022년 4월 결국 특허만료일이 도래하였고 이에 따라 후발 제네릭 제품들의 시장 진입이 잇따르고 있다. 오리지널약은 제약사가 개발해 처음 출시한 신약을 말한다. 제네릭 약은 오리지널약과 성분, 함량, 제형, 용법, 용량 등이 동일하면서 오리지널약 이후에 출시된 의약품을 말한다. 오리지널약에 대해서는 특허권으로 인한 시장 독점실시권이 인정되므로 특허기간이 만료된 이후에 제네릭 의약품이 나오게 된다.

제약업계에서는 신약의 특허권 만료에 대비하여 유효성분뿐 아니라 제형, 투여요법 등에 대한 후속개발로 독점기간을 연장시키는 에버그린 전략을 사용한다. 브리디온의 경우 다소 특이한 형태의 에버그린 전략으로 볼 수 있다. 브리디온 출시 전 제약사는 수술 중 사용하는 근이완제(에스메론)의 특허권을 갖고 있었고 2012년까지 독점적으로 판매하여 시장을 지배하였다. 특허 만료 이후에는 에스메론의 길항제로서 근이완을 역전시키는 약제인 브리디온의 특허권으로 시장에 진출하였으며, 상기 약제들은 세트로 사용되기 때문에 에스메론의 시장도 나름대로 방어하고 있다. 결국 머크는 작용제와 길항제 특허를 모두 보유하고 있으면서 약제를 순차적으로 출시하여 지속적으로 시장 지배력을 유지할 수 있었다.

연구개발 단계에서 특허 정보 활용

연구개발과정에서 해당 연구분야에 대한 3P (Paper, Patent, Product)분석으로 효율적인 계획수립과 실행이 가능하며 이때 특허정보의 활용이 매우 유용하다. 주기적인 특허조사로 해당 분야의 기술동향과 권리현황을 파악할 수 있으며 연구 방향을 설정하고 문제해결의 아이디어를 도출할 수 있다. 혁신은 새로운 지식의 발명뿐 아니라 개발 및 활용까지 완성하여 실용화하는 과정이다. 따라서 혁신은 '발명의 사업화'로 볼 수 있다. 오스트리아의 재무장관을 역임한 조지프 슘페터(Joseph Schumpeter)는 창조적 파괴를 통한 자본주의 발전을 제시하면서, 혁신을 기업가들이 주도하고 경제발전의 동력이 되는 것으로 처음으로 정의하였다. 모든 혁신은 시장, 기업, 경쟁상황을 전제한다는 공통점이 있으며 사업화까지 이어져야 혁신이 완성된다. 즉 혁신은 시장에서, 기업들이 경쟁하는 상황에서 일어나며, 산업구조의 변화와 경제발전을 추동하는 것이 핵심이다.

연구기획단계에서 가장 중요한 것은 한정된 자원과 시간 내에 가장 효과적인 연구대상 분야는 무엇인지 설정하는 것이다. 대학이나 연구소에서는 주로 미개척 분야 또는 기존 기술보다 경쟁력을 가질 수 있는 기술분야를 연구대상으로 선정한다. 기업에서는 향후 시장을 주도할 수 있거나 큰 이윤을 창출할 수 있는 분야를 대상으로 선정할 것이다. 특허정보로 현재 시점에 해당 분야에서 어느 정도 기술이 개발되었는지, 독점권을 어느 정도 확보하였는지를 확인하여 효과적인 연구기획이 가능하다. 따라서 연구자들은 연구과제 수행 전단계에서 특허정보를 활용하는 것을 연구개발의 첫 번째 단계로 인식하고 내부 문화로 정착시킬 필요가 있다. 연구제안서에는 특허동향을 포함하여 과제선정의 객관적 타당성을 보여 주는 것도 좋다.

연구개발을 수행하는 과정에서도 특허정보는 유용하다. 대개 특허정보는 학술논문보다 먼저 공개되기 때문에 최신 연구동향을 추적할 수 있다. 연구개발 단계에서는 특허정보 검색을 통해 종래 기술이 어떠한 문제점이 있는지 현재 어느 정도 수준까지 연구가 진행되어 있는지 알아볼 수 있다. 또한 특허정보 검색을 통해 새로운 아이디어를 얻거나 보다 심도 있게 구체화할 수 있으며 타 연구자들의 연구개발 흐름을 파악할 수 있다. 기업은 아이디어가 구체화되고 구현 가능한 단계에서 상업화 가치가 있다고 판단되면 특허를 출원한다. 따라서 기술성과의 응용에 초점을 맞춘 연구의 경우 학술논문에 아직 나타나지 않은 정보들을 특허문서에서 찾을 수 있는 경우도 많다.

연구개발이 완료되는 시점에는 특허 출원 전에 선행특허 기술을 조사하여 불필요한 특허비용을 절약할 수 있다. 또한 기술개발이 구체화되고 시제품이 출시되기 직전에 특허정보 조사를 다시 수행하는 것이 필요하다. 이미 유사한 특허가 제3자에게 부여되어 있다면 그동안 진행된 연구이 수포로 돌아가고 개발팀도 위기에 처할 수 있다. 따라서 연구개발을 성공적으로 마치고 출원을 하는 과정에서도 특허정보를 조사하여 유사한 특허가 있을 경우 권리범위를 회피할 수 있는 방법을 찾아야 한다. 일단 특허를 받은 권리라 하더라도 신규성 및 진보성을 구비하지 못하였다면 이를 무효화할 수 있고 해당 기술은 누구나 사용할 수 있게 된다. 따라서 기술 구현 및 행사단계에서 동일한 기술의 특허권을 발견하였거나 권리자로부터 침해 경고를 받았을 때는 그 상대의 발명특허가 신규성 및 진보성을 상실했다는 특허정보 조사를 통해 이를 극복할 수 있다. 특허권이 정당하게 등록되고 존속기간 내에 있다 하더라도 특허권을 유지하기 위한 연차료 납부를 소홀히 하면 특허권은 소멸한다. 우리나라의 경구 특허권은 출원일로부터 20년, 실용신안은 10년간의 존속기간 동안 권리를 유지하기 위한 연차료를 납부해야 한다. 기술개발 시점에서 바라보는 시장 가치와 제품화 단계에서의 시장가치는 차이가 날 수 있다. 제품화가 어려운 특허를 많이 보유하고 있으면 유지하는 비용부담도 만만치 않다. 따라서 정기적으로 연구팀 내에서 연차료 미납부에 의한 권리소멸 여부도 검토해야 할 것이다.

연구성과물로서 특허

학술논문과 특허의 관계

보건의료 및 과학기술 분야 연구자들의 대표적인 연구성과가 학술논문과 특허이다. 이 중 학술논문은 연구자들에게 가장 친숙한 전통적인 정보공개 시스템으로 연구소나 대학에 근무하는 연구자들의 성과를 평가하는 기준으로 널리 사용되고 있다. 연구자들은 승진 또는 계약유지를 위해 학술지에 논문을 투고한다. 학술논문에서 얻는 연구결과 정보는 아이디어 발굴, 주요 기술 현황 및 동향 파악 등을 목적으로 활용한다. 이에 비해 특허 정보가 기술되어 있는 특허명세서의 경우 학술논문에 비해 다소 생소한 방식일 수 있다. 학술논문과 달리 특허는 연구성과에 대한 법적인 권리를 보장받기 때문에 경제적인 측면에서 가장 효과적인 동기부여 방식이라고 볼 수 있다. 최근에는 학술논문에 연구성과를 발표하는 것과 동시에 특허를 출원하는 경우도 늘어나고 있다. 따라서 연구자라면 연구 개시 전 선행조사 단계에서 학술논문과 아울러 특허명세서를 조사하고 분석하여 연구 방향을 설정하는 것이 필요하다. 그러나 한국발명진흥회 지식재산권 연구센터가 국내 주요 정부출연연구소를 대상으로 설문조사에 따르면 전체 응답자의 절반 이상이 연구과제 수행 전에 특허정보조사를 하지 않는 것으로 나타나고 있다. 분야에 따라서는 연구논문 등 다른 문헌에서는 공개되지 않는 기술정보가 특허명세서에만 공개되기도 한다. 따라서 연구 개시 전에 특허정보조사를 시행하지 않는 것은 R&D효율성을 떨어뜨리는 주요 요인으로 볼 수 있다.

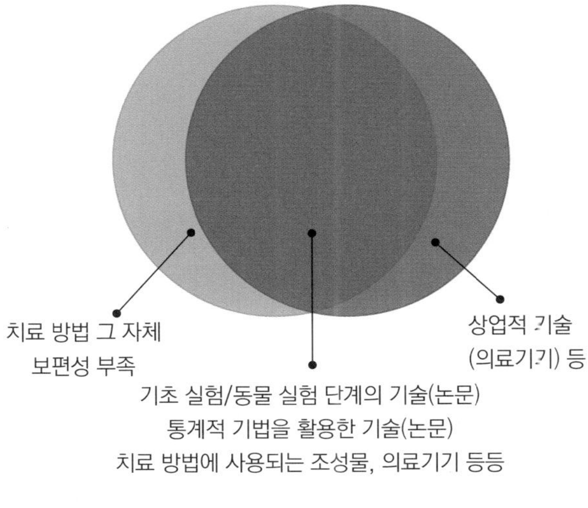

학술논문과 비교하여 특허는 다음과 같은 특징이 있다. 우선 특허는 과학기술정보를 제공한다는 기능과 함께 재산권을 부여하는 법적 문서라는 기능을 함께 가지고 있다. 즉 권리적 기능을

갖는다는 점에서 학술논문에서 찾아볼 수 없는 큰 유용성이 있다. 또한 발명 명세서에 포함되어야 하는 내용 즉, 발명의 목적, 구성 효과에 대한 구체적인 항목이 법적으로 규정되어 있다. 발명의 목적 파트에는 관련분야의 종래기술과 한계를 기술하도록 하여 기술동향 파악에 유익하고, 구성의 실시예는 실제 실시 가능할 정도의 정확하고 구체적인 실험방법을 담도록 하여 특정기술을 숙지하는데 유용하며, 발명의 효과는 연구성과의 상업적 이용에 대한 아이디어를 제공하는 장점이 있다. 또한 특허문헌은 정보의 형태가 정형화되어 있고 정보의 출처가 각국 특허청으로 일원화되어 공보, 초록, 색인 등 발간자료는 물론 각국 특허 데이터베이스에 구비되어 손쉽게 접근 가능하다. 또한 논문과 달리 모든 유관 분야를 포함하고 시계열적 정보분석이 가능하기 때문에 동향파악과 기술예측에 유용하다.

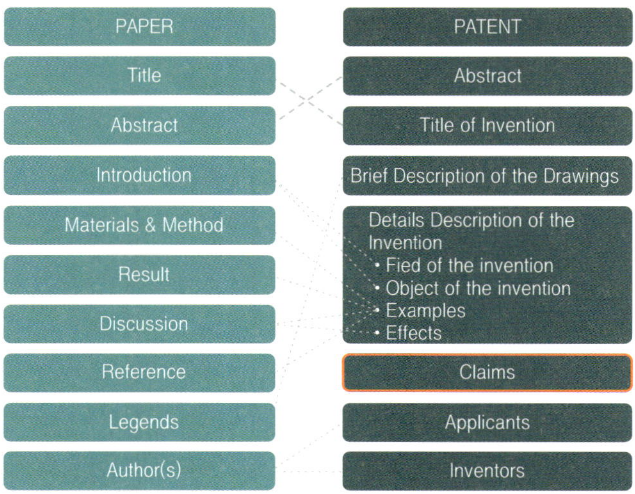

논문(Paper)과 특허(Patent)의 유사점과 차이점

논문과 특허는 구성요소가 매우 유사하다. 공통적으로 제목, 요약, 저자, 방법 및 결과에 대한 설명과 도면, 참고문헌으로 구성된다. 논문과 특허의 구성요소가 거의 일대일로 대응되므로 논문에 기재된 내용만으로 충분히 특허명세서 작성 준비가 가능하다. 따라서 연구자 입장에서는 연구결과가 도출되고 논문작성을 시작하는 시점에 특허 출원을 하는 것이 가능하다. 논문에는 없고 특허에만 존재하는 항목이 바로 청구항(Claim)이다. 특허문서의 청구항은 특허등록 후 보장되는 권리의 범위를 나타내므로 논문과는 구별되는 주요 특징이다. 논문과 특허에 있어 목적, 대상, 권리설정과 유효기간 등 주요한 차이점은 아래와 같다.

논문과 특허의 주요 차이점

	논문	특허
목적	학술적 서류	상업적 서류
우수성 판단	학술적 가치가 가장 중요 타겟 저널에 따라 관심영역이 다름 주로 메커니즘의 획기성 여부	신규성, 진보성, 산업상 이용 가능성에 의거하여 등록여부 판단
대상	제한없음	산업상 이용 가능성 있는 분야 (치료방법은 제외, 보편성 필요)
권리 설정	없음	등록 후 청구항에 기재된 범위 독점
유효기간	없음	출원일로부터 20년
타인 도용시	법적 보호 없음(공개된 기술)	법적 보호 - 민형사소송, 손해배상

학회에 발표한 기술의 특허보호

연구자가 가장 흔히 저지르는 실수는 특허 출원 전에 논문발표를 하는 것이다. 자신의 발명이라도 논문, 학회 또는 포스터발표나 인터넷 게재가 된다면 공지된 기술이 되고 이로 인해 이후 진행하는 특허출원이 신규성, 진보성이 없다는 이유로 거절될 수 있다. 특히 논문뿐 아니라 학술대회에서의 초록 및 구두발표, 박람회 출품 역시 공지 행위에 포함됨을 알고 있어야 한다. 포스터 발표가 논문 수준만큼의 충분한 입증 데이터를 포함하지 않았더라도 기술 구성 및 주요 특징이 포스터에 기재된 경우라면 그 발명은 공개된 것으로 볼 수 있다. 불가피하게 출원에 앞서 학회 발표를 한다면 주요기술 특징이나 용어를 구체적으로 기재하기보다는 효과 위주로 기재하고 명칭은 숨기는 것이 바람직하다. 어렵게 연구 개발한 발명임에도 공개로 인해 특허를 받지 못하는 것을 감안한 예외적인 규정이 특허법 30조에 따른 공지예외주장 제도이다. 우리나라에서는 최초 공지일로부터 1년의 구제기간 내에 특허출원을 진행하면 되고 1년 이상 기간이 경과하면 구제받을 수 없다. 특허출원 시 출원서에 공지예외주장 취지를 표시하고 출원일로부터 30일 이내에 이를 증명할 수 있는 서류를 제출해야 한다. 여기에는 공개일, 공개자, 공개형태 및 공개된 발명의 내용에 대한 사항을 모두 포함해야 하며 모든 공지행위에 대한 증빙이 필요하다. 학위논문을 제출하는 경우 대학 도서관의 학위논문 온라인 공개 유예신청 및 학위논문 책자본 공개 유예신청을 하는 것이 가능하며 국책과제 결과보고서 제출 시에도 비공개 기간을 설정하여 제출하는 것이 바람직하다. 발명의 공개일과 특허

출원일 사이에 제3자가 동일한 발명을 출원한 경우 자신의 특허출원이 후출원이 되기 때문에 선출원주의에 의하여 특허를 받지 못할 수도 있다. 포스터 발표내용을 긴급 출원하는 경우 청구범위 유예제도를 이용하여 출원하는 것을 고려할 수 있다. 이는 특허출원시 명세서를 첨부할 때, 명세서 내의 청구범위를 기재하지 않고 제출할 수 있는 제도이다. 미국 출원 시에는 가출원제도를 활용할 수 있다.

논문 발표 시 국내우선권 주장출원의 활용

이미 완성된 발명이라 판단하고 특허출원을 했더라도 출원 이후에 추가 연구를 통해서 단계적으로 더욱 계량된 발명이 나오기도 한다. 기존 특허출원 이후에 개발된 실험데이터 등 개량발명을 추가하여 특허출원을 보강하는 방법이 특허법 제55조에 따른 국내우선권 주장출원이다. 만일 특허출원 이후에 논문발표를 진행중이라면 국내우선권 주장출원을 해야 할지 함께 고려하는 것이 좋다. 왜냐하면 국내우선권 출원 전에 논문이 공개되는 경우 새로 추가되는 내용에 대해 특허등록 과정에서 문제의 소지가 있기 때문이다. 국내우선권 주장출원은 발명자가 후속연구에서 개발한 개량발명들을 연속으로 출원하여 라이선스에 유리한 특허 패키지를 구성하는 데 이용할 수 있다. 즉, 개발발명이나 이용발명 및 실시예 추가 등 새로운 내용을 추가하여 권리범위를 확장하기 위해 주로 이용된다. 이용발명이란 기존 특허의 구성요소를 그대로 가지고 이를 기초로 새로운 구성요소를 부가하여 새로 부가된 개량적 효과가 신규성, 진보성 등을 충족하여 등록된 발명을 말한다. 국내 우선권 주장출원을 진행할 경우 기존 출원은 최초 출원일로부터 1년 3개월 경과하면 자동으로 취하되기 때문에 해당 출원과 관련하여 미리 확인하는 것이 바람직하다.

이미 특허출원이 이루어진 상태에서 포스터 발표 등 사전공개 사실을 뒤늦게 확인하였다면 어떤 조치를 취할 수 있을까? 우선 사전공개일로부터 1년이 경과하지 않았다면 특허법 제133조에 따라 특허출원 취하 후 공지예외주장을 수반한 재출원이 가능하다. 만일 사전공개일로부터 이미 1년이 경과했으나 사전공개 문헌에 비해 출원명세서에 추가된 기술적 사상이 있다면 추가내용에 대한 권리화를 추진한다. 사전공개일로부터 이미 1년이 경과하였고 사전공개된 문헌과 특허출원 명세서에 기재된 발명 간의 차이가 없다면 조기취하하거나 특허청의 거절이유통지 또는 간과등록에 대한 대응포기를 지시하는 것이 추가적인 비용절감 차원에서 합당한 선택이다.

직무발명이란?

직무발명 제도의 이해

발명진흥법 제2조에 따른 직무발명이란 종업원이 그 직무에 관하여 발명한 것이 성질상 사용자의 업무범위에 속하고 그 발명을 하게 된 행위가 종업원의 과거 또는 현재의 직무에 속하는 발명을 의미한다. 따라서 직무발명에 대해서 종업원이 특허권을 받았거나 특허를 받을 수 있는 권리를 승계한 자가 특허권을 받으면 발명진흥법 제10조1항에 의해 사용자는 이에 대해 통상실시권을 가진다. 직무발명제도의 근본취지는 직무발명제도를 통한 정당한 보상 지급으로 종업원에게 연구의욕을 고취시켜 종업원의 우수발명창출을 유도하고 이를 권리화하여 사용자의 이익을 극대화시켜 지속적인 R&D투자가 가능한 선순환 구조를 확립하도록 함에 있다. 이를 위해 정부에서도 직무발명 보상 우수 인증기업제도를 마련하여 기업에서 합리적 이익조정을 위한 직무발명제도를 체계화하도록 유도하고 있다.

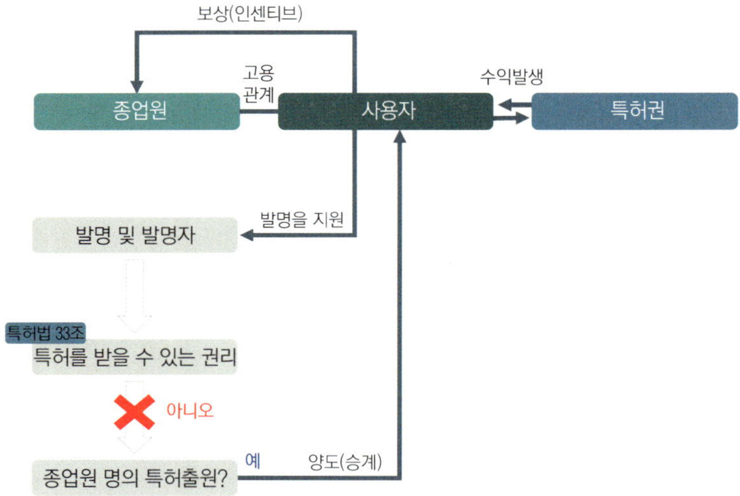

직무발명제도는 상호호혜 원리를 충실히 따른다. 즉 발명을 한 사람, 즉 종업원은 특허법 제33조1항에 따라 원칙적으로 특허를 받을 수 있는 권리를 가진다. 그러나 종업원이 사용자와의 고용계약에 의해 급여를 받는데도 불구하고 특허를 받을 수 있는 권리를 가진다는 이유로 직무발명을 개인소유로 권리화한다면 상호호혜 원리에 어긋난다. 따라서 사용자가 종업원에 급여를 주면 그에 대응하여 종업원의 직무발명을 승계하도록 한다. 이에 따라 사용자는 직무발명을 승계받아 출원을 통해 권리화할 수 있다. 사용자는 향후 특허권에 의해 수익이 발생하면 발명진흥법 제15조에 따라 이를 종업원에게 보상한다. 그러나 직무발명의 범위와 승계에서 많은 이해관계 충돌의 소지가 있다. 직무발명의 요건에 대해서는 아래 표와 같이 정리할 수 있다.

항목	요건	상세설명
대상	발명이 종업원 등에 의해 창출될 것	- 종업원: 타인에게 근로를 공급할 것을 의무로 하는 자로 넓게 해석(임시직, 비상근, 일용직, 수습공 포함) - 법인 임원: 이사급 이상의 직위에 있는 자 - 공무원: 국가 및 지방공무원, 국공립대학 교수 및 직원
유형	특허, 실용신안, 디자인 포함	- 특허법, 실용신안법, 디자인보호법에 따라 각각 보호 대상인 발명, 고안, 창작 - 상표는 제외
업무범위	종업원의 발명이 성질상 사용자 등의 업무범위에 속할 것	- 사용자의 사업 범위로 현재 행하고 있거나 장래에 행할 수 있는 것이 구체적으로 예정되어 있는 업무로 정관, 직제, 사무분장 등으로 결정
직무범위	발명을 하게 된 행위가 종업원의 직무에 속하는 발명	- 종업원이 발명에 대한 구체적인 과제를 부여받지는 않았지만 그 종업원이 담당하도록 정해진 직무내용 또는 책임범위가 당연히 발명을 할 것으로 예정되거나 기대되는 경우
시기	현재 또는 과거의 직무에 속하는 발명	- 동일 기업 내에서 종업원이 담당한 현재 또는 과거의 직무

발명자에 해당하는 자는 어떤 문제를 해결하기 위한 기술적 수단을 착상한 자, 타인의 착상에 의거 연구를 하여 발명을 완성하게 한 자, 타인의 착상에 대하여 구체화하는 기술적 수단을 부가하여 발명을 완성한 자, 타인의 발명에 힌트를 얻고 다시 그 발명의 범위를 확대하는 발명을 한 자로 볼 수 있다. 발명자에 해당하지 않는 자는 자금을 제공하여 설비이용의 편의를 주는 등 발명의 완성을 원조 위탁한 자, 희망조건만 제시하고 그것을 해결할

착상을 제공하지 않은 자, 타인이 제시한 착상 속에서 단순 선택한 것에 지나지 않는 자, 당해 발명에 관하여 착상만 하고 구체화하는데 실질적으로 관여하지 않은 자, 일반 지식의 조언 또는 제시를 주기만 한 자이다.

직무발명의 승계는 발명진흥법 제2절 직무발명의 활성화에 상세하게 규정되어 있다. 직무발명에 대해 사용자는 일반적으로 무상의 통상실시권을 가지지만 경우에 따라 무상의 통상실시권을 갖지 못해 종업원과 실시권 협의가 필요할 수 있다. 또한 사용자는 종업원으로부터 직무발명 완성 통지를 받은 날로부터 4개월 이내에 문서로 승계통지를 해야 한다.

대학교수 및 겸직 교원의 직무발명

대학교수의 직무발명이란 교직원이 직무와 관련하여 발명한 것으로 대학의 업무범위에 속하고 발명을 하게 된 행위가 교직원의 현재 또는 과거의 직무에 속하는 발명을 말한다. 대학교수의 직무발명 여부를 판단하는 구체적인 사례와 근거는 다음과 같다. 통상적, 일상적 학술활동의 결과로 전공과 관련하여 발명한 경우 고등교육법 제15조2항에 의거하여 대학의 직무발명으로 본다. 대학으로부터 특정 연구비를 지원받았거나 특별한 목적을 위해 설치된 특수한 연구설비를 사용한 발명의 경우 직무발명에 해당된다. 외부기업체의 개발의뢰에 의하여 특정연구과제와 연구비를 지급받고 연구하여 발명을 완성한 경우 외부기업 간의 계약에 의거하지만 대학도 권리를 주장 가능하다. 외부기업체의 기술고문으로 재직 중 그 기술분야의 발명을 완성한 경우 외부기업의 직무발명으로 볼 수 있다.

대학교수는 해당 분야의 최고 전문가로서 대학이 허용하는 범위 내에서 다른 직무를 겸직하는 경우가 있다. 단순 자문이나 평가 등 명예직 수준의 직무를 수행하는 경우 큰 문제가 되지 않지만 이중으로 고용되어 종업원의 지위를 유지하거나 외부기업의 등기이사 수준의 신분을 갖는다면 해당교수의 직무발명 소유권이나 실시권에 문제가 생길 수 있으므로 주의해야 한다. 특히 의과대학의 경우 대학 및 병원직무를 겸직하는 경우가 대부분이고, 별도의 기업을 창업하여 기업대표와 교수직을 겸하는 경우도 있다. 겸직상태에서 대학교수가 완성한 발명은 겸직하고 있는 소속기관 양쪽의 직무에 모두 관련되는 경우가 많다. 따라서 발명진흥법 제10조에 따라 어느 한 기관이 특허 소유권을 단독으로 가지더라도 다른 한 기관은 법정 통상실시권을 가질 가능성이 높다. 이러한 상태가 제대로 고지되지 않고 특허기술을 제3의 기업에 전용실시 또는 소유권 이전 형태로 거래할 경우 향후 하자가 있는 것으로 판단될 소지가 있다. 따라서 겸직요원의 직무발명에 대해서는 사전에 겸직 기관 사이에 규정 및 협약을 미리 정하여 사후에 문제가 발생하지 않도록 조치를 취하는 것이 좋다.

직무발명에 해당되지 않는 발명을 자유발명이라고 한다. 발명이 자신의 전공과 무관하고 대학의 연구시설 활용이나 연구비 지원 없이 발명한 것이면 이는 자유발명에 해당하고 권리는 교수 개인에게 귀속될 수 있다. 교수의 발명이 직무발명에 해당하는지 여부가 불분명한 경우에는 대학 지식재산권 규정에 의한 관련 위원회에서 해당 사항에 대해 심의하게 하고 심의결과를 토대로 직무발명 해당여부를 결정한다. 단 공무원의 직무발명의 경우 국가가 승계하지만 발명진흥법 제10조2항에 근거하여 국공립학교 공무원의 직무발명은 전담조직(대학 산학협력단 등)이 승계한다.

외부기관과 공동연구 수행 시 주의사항

외부기업과의 공동연구과제

기업과의 연구용역이나 위탁연구 등 산학공동연구과제를 수행시에는 반드시 계약서를 작성하며 연구계획서를 첨부문서로 포함한다. 또한 연구계획서뿐 아니라 중간보고서나 결과보고서에도 연구계획서에 없는 내용을 포함할 수 없으므로 지속적인 관리와 교육이 필요하다. 연구계획은 연구용역과제의 목표로 계약서의 본문에는 구체적으로 표시하기 어려운 내용으로 별도의 문서로 첨부되는 경우가 많다. 그러나 첨부문서 역시 법률적 효력을 지니고 있으므로 구체적이고 명확하게 작성되어야 한다. 연구목표에서 정하지 않은 내용에 대해서는 연구계획서의 내용과 어느 정도 관련성이 있다 하더라도 기업이 소유권을 주장할 수 없고 연구결과물이 연구계획서에 명시된 사항에서 벗어나는 것으로 인정된다면 해당 연구결과의 소유권은 대학에 있음을 명확히 표기해야 한다.

기업과 대학이 공동으로 지식재산권을 소유하는 경우 기업은 해당 지재권을 사용하여 수익을 창출할 수 있지만 대학은 독자적으로 수익창출이 불가능한 구조가 된다. 왜냐하면 대학은 특허기술의 라이선스만으로 수익을 창출하는데 특허법 제99조 2항, 4항에 의해 공동소유자인 기업의 동의가 없으면 타인과 라이선스 계약을 체결할 수 없기 때문이다. 실무적으로 기업과 대학의 공동특허는 대학입장에서는 불용특허로 처리되는 경우가 많고 비용이나 유지관리의무도 기업이 부담하게 된다. 기업과의 공동연구 계약 시 종종 기업은 제3자의 연구결과물 또는 지식재산권을 모방하는 것을 방지하기 위해 제3자의 권리에 대한 침해보증을 요구하는 경우도 있다. 제3자의 권리 침해여부는 전문가라도 모두 알기 어렵고 제3자의 침해소송 제기만으로도 손해배상을 청구당할 수 있다. 따라서 공동연구계약 시 이러한 보증의무규정은 독소조항으로 작용할 수 있으므로 제3자의 권리를 침해하지 않도록 최선을 다할 의무로 수정하는 것이 좋다.

해외 연구자와의 공동연구과제

특허를 받을 수 있는 권리는 발명의 완성과 동시에 발명자에게 발생한다. 그러나 발명자의 소속기관과의 근로계약에 의해 권리를 승계하기로 한 경우 발명자의 권리가 소속기관으로 이전된다. 따라서 외부 기관에 소속된 연구자와 발명을 공동으로 완성한 경우 특별한 사유가 없으면 외부기관 역시 특허를 받을 수 있는 권리를 얻게 된다. 이때 외국인 공동연구자의 경우 우리나라와 발명의 권리에 대한 이해도나 개념이 다른 경우가 있어서 특허 취득에 어려움을 겪을 수 있다. 따라서 해외기관과의 연구과정에서 단순 아이디어나 노하우 교환 수준을 넘어 실제 지식재산권이 창출될 수준의 공동발명이 있다면 권리화 문제가 발생할 수 있으므로 주의가 필요하다. 또한 공동연구자가 유학생 등 외국인일 경우 국내 체류 시 국내 특허 출원하고 해외출원 이전에 귀국하여 연락이 되지 않을 수도 있고 양도 동의 등 절차 진행 시 법정기한을 놓칠 수 있다. 따라서 외국인 연구자와 공동연구를 진행하는 경우 미리 특허출원에 대한 절차와 범위에 대한 충분한 합의와 고지가 필요하다.

MZ연구원들과 일하기

'3요'를 아시나요?

최근 세대간 갈등을 나타내는 표현 중에 '3요'라는 말이 있다. '3요'란 상사의 업무지시에 '이걸요? 제가요? 왜요?'라고 면전에서 되묻는 젊은 직원들의 반응을 3종 세트로 묶은 신조어이다. 까라면 까는, 군소리 없이 지시를 따르던 기성세대와 확연히 구분되는 MZ세대의 특징이다. MZ세대란 1980년-2010년에 출생한 밀레니얼 세대와 Z세대를 통칭하는 용어이다. 이들은 디지털 네이티브(digital native) 세대, 즉 태어날 때부터 디지털 환경에서 살아온 세대로 스마트폰과 앱 사용에 매우 익숙하고 모바일 환경을 편안하게 생각한다. 또한 자신만의 개성을 추구하고 사생활을 존중받길 원하는 성향이 있다. 기성세대는 MZ세대의 조직문화 특징 때문에 고민이 많다. 조기 퇴사율이 높은 데다가 조직에 어울리지 않고 이기적이고 참을성이 부족할 것이라는 이유 때문이다. 하지만 취업난 속에서 힘들게 입사한 직장을 몇 달 만에 퇴사하는 원인이 단지 개인주의 성향과 참을성 부족 때문이라고 할 수 있을까? 점차 MZ세대의 사회진출이 증가하고 있기 때문에 이들이 생각하는 조직문화 특징을 이해하고 그에 맞는 채용전략과 직무관계를 만들어가야 할 필요성이 있다. 특히 같은 MZ세대라도 병원에서 대부분 채용절차가 진행되는 전공의나 전임의들에 비해 직접 공고도 내고 급여도 지급해야 하는 연구원들의 경우 상당히 차이가 있다. 예년에 비해 많이 달라졌다고 하나 MZ세대 전공의들은 의사로서 정체성, 책임감과 더불어 전문의 취득이라는 비교적 뚜렷한 수련 목표를 갖고 있는 것으로 보인다. 하지만 다양한 학문적 배경의 MZ세대 연구원들은 병원 문화에도 익숙지 않고 어디로 튈지 모르는 개성을 갖고 있으므로 이들의 특성을 이해하고 소통하는 것이 연구실을 꾸리는 데 도움이 될 것이다.

MZ세대의 특징 #1. 수평적 문화 선호

개인주의 성향이 강하고 조금이라도 부당하다 싶은 것은 참지 않는다. 따라서 이러한 풍토의 MZ세대들은 직장을 비롯한 단체생활에서 괴롭힘이나 성희롱을 당했다고 사소한 말과 행동을 꼬투리 잡는 일도 발생한다고 한다. 조직체계 내에서 적응력이나 인내심이 이전 세대에 비해 부족하여 다소 무례한 행동으로 직장 내 위계질서를 어지럽힌다는 지적도 나온다. MZ세대의 업무 방식은 수평적인 의사소통과 사고 체계를 바탕으로 한다. 학창시절부터 나이나 지위와 상관없이 스마트폰과 같은 디지털 기기로 온라인 소통에 익숙하므로, 직장에서 일할 때도 이러한 자유롭고

수평적인 커뮤니케이션을 원한다. 그렇지만 MZ세대가 수평적인 의사소통을 중시한다고 조직 문화 자체를 거부하는 건 아니다. 수평적으로 자유롭게 토론하지만 그 결정은 실력 있고 경험이 풍부한 팀장이나 리더가 하는 수직적 구조를 MZ세대도 충분히 이해한다. 즉 MZ세대는 상사와 소통하는 것을 꺼리는 것이 아니라, '상사가 하라면, 하라는 대로 해라'는 일방적인 명령 방식의 소통을 거부하는 것이며 다른 어떤 세대보다 상사 및 팀장과 높은 빈도의 소통을 원하는 측면도 있다. 성장욕구도 많기 때문에 상사의 피드백을 궁금해하는 세대이다. 따라서 무작정 자리로 불러 얼굴을 맞대고 긴 이야기를 늘어놓는 것보다 온라인상의 메신저나 메일을 통해 빠르고 명확한 피드백을 전달하는 것도 좋은 방법이다. 메신저로 피드백을 쓰다 보면 내용도 점검할 수 있고 당사자도 빠르게 피드백을 확인할 수 있다. 메신저형 협업 도구는 단순히 메시지를 주고받는 것뿐 아니라, '자리비움, 원격근무, 알림정지' 등 현재 상태를 띄워 둘 수 있는 기능 덕분에 동료들에게 직접 말하거나 메일을 쓰는 등 수고를 줄일 수 있다. 실제로 연구실에서 활용가능한 협업 도구로 노션, 슬랙, 팀즈, 잔디 등의 솔루션이 있으며 여건에 맞추어 이를 비동기적 커뮤니케이션 도구로 적절히 활용하면 연구원들의 대면 부담을 줄여주면서 소통을 강화하고 업무효율성을 높일 수 있다.

MZ세대의 특징 #2. 가치 있는 일을 하고 싶다

자신이 하는 일이 사회적으로 가치가 있고 개인에게도 의미가 있는 일이기를 원한다. 일을 단순히 돈을 벌기 위한 수단이 아닌 개인의 성장을 함께하는 과정으로 본다. 한편 적극적으로 이직하고 더 나은 보상과 일을 추구하며 자신과 맞지 않은 일터는 아예 거부하는 방식으로 노동시장을 이탈하기도 한다. MZ세대는 고도성장 속에서 자라왔지만 경제위기를 겪으며 가정이 무너지고 취업활동에 실패하는 등 이전 세대와는 다른 절망을 경험했다. 불확실성이 큰 미래보다는 현재에 더욱 집중하고 내 행복의 기준은 스스로 정립하자는 특징을 갖고 있다. 그만큼 나는 소중하기 때문에 일할 때도 회사를 위해 스스로 희생하지 않는다. 그렇다면 리더의 입장에서 팀원들의 성과를 극대화하고 업무에 몰입하도록 만들려면 어떤 방법이 좋을까? 조직의 이익과 개인의 이익을 합치시키는 방향으로 목표설정을 하는 것도 좋은 방법이다. 예를 들면 연구주제에 부합한다면 해커톤과 같은 경진대회에 연구원들이 공식적으로 참여하도록 배려해 준다. 해커톤이란 공개데이터셋을 활용하여 특정한 문제를 전 세계의 참여자가 나름의 해답을 찾는 대회로 경쟁이 치열하다. 순위권에 들 경우 실력을 입증받을 수 있으며 상당한 명예와 상금도 걸려 있으므로 동기부여도 되고 자연스럽게 집중력을 발휘하게 된다. 또한 대회 과정에서 산출된 결과물을 잘 정리하여 논문으로 제출하고, 향후 동일한 세팅의 임상연구를 진행할 수 있는 원동력이 되기 때문에 일석삼조의 효과를 가진다. 꼭 경진대회가 아니더라도 전통적인 방식의 초록발표나 학술대회 참여도 중간 연구성과를 널리 알리고 너 주제에 관심이 있는 연구자들과 교류의 기회를 제공하므로 큰 동기부여 효과가 있다. 이렇듯 MZ세대들도 조직에 자신이 지향하는 가치가 충분하다고 판단하면 누구보다 열정적으로 업무에 임할 것이다.

MZ세대의 특징 #3. 개인 취향과 사생활을 중요시

점심시간이나 퇴근 이후로 업무톡 연락을 안 한다. 오픈서베이에 따르면 MZ세대의 54% 이상이 카카오톡을 업무용으로 쓰는데 스트레스 받는다고 답변했다. 이는 기성세대도 다를 바 없다고 볼 수 있지만 업무와 사생활의 구분은 MZ세대에게 더욱 뚜렷하다. 상사가 친근하게 다가가고자 개인적이고 내밀한 부분에 대해 질문하는 것은 사생활 존중을 중요하게 생각하는 MZ세대에게 불편할 수 있다. 같은 이유로 직원 간의 교류를 위한다는 이유로 업무 시간 외에 회식하는 것을 강요하는 것 역시 기피대상이다. 86세대의 절반 이상이 회사의 이득에 희생할 수 있다고 생각하는 반면, MZ세대는 60% 이상이 회사가 이득을 보더라도 내가 손해를 본다면 받아들일 수 없다고 한다. 즉, 회사는 같이 성장해 가는 파트너이지 자신을 희생하면서까지 함께 해야 하는 대상은 아니라는 의미이다. 일과 삶의 균형(워라밸)을 중시한다. 워라밸을 자유로운 휴가 사용이라고 생각하는 기성세대와 달리 MZ세대는 정시퇴근을 워라밸의 시작이라고 생각한다. 그렇지만 사무실 내에서 모든 의사소통을 하는 데는 한계가 있고 때로는 업무 공간을 벗어난 모임 혹은 회식도 여전히 필요하다. 새벽까지 음주가무가 이어지던 10-20년 전의 회식방식은 나름의 효용과 낭만이 있지만 더 이상 강요할 수 없다. 한 달에 한두 번 점심시간을 활용하여 일과 중에 2시간 정도 외출을 허용할 수 있다면 팀 단위의 리프레시 미팅으로 진행해 볼 수 있다. 근무 시간 중에 진행하므로 거부감도 덜하고 계절적인 요인을 감안하면서 팀원들의 선호도나 개성을 고려하여 공원, 카페, 레스토랑 등 적절한 장소를 선택하면 매우 효과적인 커뮤니케이션 방식으로 MZ직원들에게 환영받을 수 있다. 물론 집단 면담을 통해 파악한 문제는 반드시 개인별 면담으로 이어져야 한다. 내담자가 안정감을 느낄 수 있는 공간에서 충분한 시간을 들여서 경청하고 해결방안을 도출하는 시간을 가지는 것이 좋다.

그렇다면 '3요'에 대한 적절한 대응은?

당연한 것을 당연하다고 받아들이지 말자. 당연한 것이 당연하지 않을 수 있다고 생각하는 것이 MZ세대를 이해하는 첫걸음이다. '이건 당연히 네가 해야 되는 일이야'라는 당연한 명제를 설명하고 설득하는데 상당한 시간과 노력을 써야 함을 받아들이자. '이걸요?'에 대해서는 해당 업무의 목적을 논리적으로 납득할 수 있도록 설명한다. '제가요?'에 대해서는 업무를 통해 다른 사람이 아닌 해당 직원이 낼 수 있는 특별한 성과를 그려보도록 한다. '왜요?'라는 질문에는 조직에 안길 수 있는 기여를 설명하고, 조직의 이익과 개인의 이익을 합치시킬 수 있는 구체적 방안을 제시한다. 되묻는다고 해서 근로의욕이 없거나 불성실하다고 받아들여서는 안 된다. 기성세대와 달리 '3요'에 대해 납득을 해야 업무지시를 받아들이는 경향이 있으며 스스로 필요성을 인지했을 경우 오히려 높은 몰입도를 나타낸다. 고대 이집트 문헌에도 요즘 세대는 나약하고 이해하기 어렵다는 기록이 있다고 한다. 새로운 세대의 출현은 언제나 자연스러우며 역사적으로 기존세대에 늘 당혹감을 선사해온 듯하다. 기성세대에게는 낯선 모습일 수 있지만 한

걸음 먼저 MZ세대의 특성을 이해하고 그 눈높이에서 바라보는 자세가 필요하다.

*본 내용은 울산의대 교수협의회보 ('24년 4호)에 소개된 글입니다.

연구기관의 특허경영 및 기술사업화 전략

특허경영이란 특허정보를 기반으로 가치를 평가하고 소송에 대응하며 직무발명제도와 특허전담조직을 구성하며 사내 인식제고에 노력을 기울이는 등 사업화에 지식재산권을 적극적으로 활용하는 경영전략을 말한다. 이를 위해서는 특허제도 및 법규의 이해, 가치 있는 발명의 창출, 유효한 권리 획득, 기업자산으로의 효율적인 관리, 수익을 창출하는 경영자원으로 활용하는 노력 등이 필요하다. 이러한 전략은 단위부서가 아닌 회사 전체 조직 및 시스템 차원에서 접근해야 한다. 초기 단계에는 사내 발명의식 고취를 위한 정기 교육 기회를 부여하고 직무발명제도를 도입하여 인센티브 부여 방안을 마련하는 것이 필요하다. 가치 있는 발명을 창출하기 위해서는 경쟁사의 특허현황에 대한 정기적인 조사를 포함하여 선행기술조사 및 특허이력관리가 중요하다. 유효한 권리를 획득하고 관리하기 위해서는 적극적인 원천특허와 핵심특허를 보유할 뿐 아니라 보유 특허의 가치평가를 실시하고 특허전담조직을 구축해야 한다. 유효한 특허란 방어적이거나 기술 독점

사용을 위한 특허가 아닌 기술적 우위를 지키면서 사업화가 가능한 특허를 말한다. 유효한 특허를 자산가치화하기 위해서는 보유특허를 공격적으로 활용하여 시장진입 장벽을 형성하고 고부가가치화를 이루어야 할 뿐 아니라 관련 유효특허를 적극적으로 매입하여 특허망을 형성할 필요도 있다. 이를 위해 특허전담조직을 고도화하여 분쟁대응, 시장분석, 사업타당성 분석 역량을 확충하는 것이 좋다.

연구개발의 최종 목표는 무엇일까? 연구논문도 학술적으로 중요한 목표지만 더 나아가 연구개발의 산출물이 실제 현장에서 적용된다면 매우 큰 의미가 있다. 기술사업화란 연구개발의 성과로서 연구기관에서 발생한 특허기술을 이용하여 제품을 개발, 생산 및 판매하는 것이다. 대학 및 연구기관에서는 연구자들의 기술과 특허를 실제 사업에 활용할 수요기업에 이전하여 사업을 영위할 수 있도록 하는 것을 말한다. 기업의 입장에서 기술사업화란 직접 개발하거나 타기관으로부터 획득한 새로운 기술을 이용해서 제품을 개발, 생산 또는 판매하는 것이고 대학이나 연구기관 입장에서는 기술을 활용하여 제품개발이나 서비스를 제공할 수 있는 기업을 통해서 사업화가 되도록 라이센싱하는 것이다. 기술 사업화는 '기술이전 및 사업화 촉진에 관한 법률'에서 다음과 같이 제시된다.

기술의 이전 및 사업화 촉진에 관한 법률

제2조(정의) 이 법에서 사용하는 용어의 뜻은 다음과 같다.

1. "기술"이란 다음 각 목의 어느 하나에 해당하는 것을 말한다.
   가. 「특허법」 등 관련 법률에 따라 등록 또는 출원(出願)된 특허, 실용신안(實用新案), 디자인, 반도체집적회로의 배치설계 및 소프트웨어 등 지식재산
   나. 가목의 기술이 집적된 자본재(資本財)
   다. 가목 또는 나목의 기술에 관한 정보
   라. 그 밖에 가목부터 다목까지에 준하는 것으로서 대통령령으로 정하는 것
2. "기술이전"이란 양도, 실시권 허락, 기술지도, 공동연구, 합작투자 또는 인수 · 합병 등의 방법으로 기술이 기술보유자(해당 기술을 처분할 권한이 있는 자를 포함한다)로부터 그 외의 자에게 이전되는 것을 말한다.
3. "사업화"란 기술을 이용하여 제품을 개발 · 생산 또는 판매하거나 그 과정의 관련 기술을 향상시키는 것을 말한다.

사업화를 위해 제품이나 비즈니스 모델을 기획하는 과정에서 가장 중요한 것은 시장의 수요(니즈)이다. 대학과 연구기관이 기술사업화를 진행할 때도 비즈니스를 영위하는 기업이 제품과 서비스를 잘 팔기 위한 전략과 동일한 관점에서 접근해야 한다. 대학의 산학협력단 또는 연구기관의 기술사업화 담당부서의 비즈니스는 기술과 특허라는 상품을 수요기업에 판매하는 것이라는 것을 이해하는 것이 중요하다. 연구기관 입장에서 판매상품인 '기술'이 좋다고 평가받기 위해서는 시장 수요가 있는 기술로써 많은 기업체가 사업을 진행해 보고 싶다는 의향이 있어야 할 것이다. 연구기관이 수요자 니즈가 높은 기술을 만들기 위해서는 기술공급자(연구자)와 기술수요자(기업)의 매칭도가 높은 순서로 생각해야 한다. 기술 공급자와 수요자 간의 매칭도가 가장 높은 것

은 교수창업기업이다. 왜냐하면 교수창업기업은 대학교수라는 연구자가 현장에 발견한 미충족수요를 반영하여 직접 개발한 제품과 서비스이기 때문이다. 다음으로 공급자와 수요자간 매칭도가 높은 사례는 수요자와 공급자 간의 협의를 통해 제품개발을 진행하는 산학연 공동연구 및 기술이전의 형태로 진행하는 경우이다. 흔히 기술은 좋은데 시장이 필요로 하지 않는 제품이라는 말이 있다. 상품을 만든 후에 해당 제품에 니즈가 있는 수요자를 찾는 방식이 여기에 해당할 수 있는데 대개 성공하기 어렵다. 따라서 수요자들의 니즈를 먼저 파악한 후에 이에 부합하는 제품을 만들어 시장에 공급하는 것이 중요하다.

기술사업화가 잘 이루어지려면 기술 자체의 수요가 충분하다는 전제로 각 연구자의 기술을 상품화한 특허 포트폴리오를 구축하는 것이 중요하다. 각각의 기술들 내부에서뿐만 아니라 기술들 간에도 긴밀한 연계성을 갖고 상호 보완적인 파이프라인을 구축할 수 있다면 더욱 좋다. 강한 특허 포트폴리오 구축을 위해서는 특허 권리범위를 포괄적으로 확보하고, 시장성 있는 개별국가의 특허를 확보하며, 해당 기술을 구성하는 요소기술을 다각적으로 확보하는 것도 중요하다. 이렇게 만들어진 상품인 특허를 중개하고 판매해 줄 기술마케팅 인력도 필요하며 상품성이 높은 특허 포트폴리오로 업그레이드해 줄 수 있는 기술기획 인력의 역량도 중요하다.

연구기관에서 기술이전 전략 수립 시 고려할 사항

전략항목	구체적 전략 내용
기술이전 범위	- 기술의 범위(특허, 노하우, 기술자료, 기술도면, 향후 기술지원 여부)에 대한 제공 여부 - 기술을 이전받은 기업의 권리 소유 여부
기술이전 방법	- 기술매매(양도) 또는 라이선스(전용실시권, 통상실시권 등) - 라이선스로 제공한다면 독점인지 비독점인지 여부, 기술 사용 지역(국내, 전 세계 허용 등), 재실시권(sublicense) 여부, 생산제품의 수출 지역 제한 여부
기술보증	- 기술보증이 요구될 경우 보증 여부, 보증수준 - 지식재산권 침해 시 기술공급자의 책임 여부
수익목표	- 상기 전략 수립 시 기술성 및 기술가치평가로 이전 가격과 수익에 대한 목표 설정

비밀유지계약이란?

기술마케팅을 진행하기 위해서는 각 발명에 대한 권리화를 먼저 진행하는 것이 바람직하다. 기술이전 설명회나 기술상담회 등 불특정 다수를 대상으로 기술을 공개하는 경우에는 비밀이 아닌 정보를 공개해야 하고 특정기업을 대상으로 공개하는 경우 사전에 비밀유지계약(NDA, Non-Disclosure Agreement)을 준비해야 한다. 기술이전계약은 원칙적으로 서면계약이 바람직하다. 하지만 구두계약이라 하더라도 효력이 없는 것은 아니다. 따라서 구두계약 사실을 회의록 등 서면으로 증명할 수 있거나 상대방이 시인한다면 계약이 성립된 것으로 인정될 수도 있다. 또한 기술이전 계약은 기업과 산학협력단이 체결해야 한다. 개인 명의로 체결한 기술이전계약은 법률상 효력을 제대로 인정받지 못할 수 있으므로 유의해야 한다.

기술이전계약 과정에서 비밀유지계약을 체결하기 이전에는 노하우, 핵심기술 등 기밀자료는 기업측에 제공하지 않는 것이 중요하다. 비밀유지계약은 기술거래시 기술판매자와 잠재적 수요자 사이에 발생할 수 있는 주요 기술정보의 유출을 사전에 방지하기 위해 활용된다. 기술의 시험을 위한 물질이나 정보제공 역시 기술이전의 범주에 속하므로 일단 물질이전계약(MTA, Material Transfer Agreement)을 체결한 이후에 테스트하도록 하는 것이 좋다. 물질이전계약은 신물질의 실험, 검증 등을 위하여 잠재적 수요자에게 기술판매자가 보유한 물질의 제한적 사용을 허용하는 내용이 포함된다. 기술공개 이후에는 타인 또는 기업에 '비밀정보'이었음을 고지하고 계약공개범위, 공개일자, 공개장소 및 대상자 등을 요약하여 유형적 기록형태와 함께 제공하도록 한다.

그러나 NDA나 MTA체결도 핵심기술정보나 노하우를 완벽하게 보호할 수는 없다. 따라서 진행 단계별로 계약이 진행되는 마일스톤 지급방식을 이용하여 본 계약을 추진하는 것이 바람직하다. 마일스톤 계약방식은 계약의 진행단계를 구분하여 한 조건이 만족되면 다음 단계로 넘어가는 방식이다. 이는 기술에 대한 검증이 가능하고 분납방식이라 큰 규모의 거래도 가능하다는 장점이 있어 최근에는 제약분야뿐 아니라 다양한 기술분야에서 활용된다. 부득이하게 NDA나 MTA를 체결하더라도 모든 정보를 공개하는 것은 가급적 피하는 것이 좋다. 비밀유지의무는 비밀유지계약을 체결하지 않더라도 기술을 공개하는 자료에 비밀정보임을 표시하는 경우에도 부여되기 때문에 연구자 교육을 통해 연구개발문서에 해당하는 경우 '비밀정보' 또는 'Confidential' 등과 같은 문구를 표시하는 것을 권장한다. 이 밖에도 비밀유지계약 기간이나 계약기간 만료 후 비밀유지 여부 문제나 비밀정보를 이용하여 개량발명을 한 경우 등 복잡한 문제들이 많이 발생하기 때문에 중요한 계약의 경우 기술거래사 등 전문가의 도움을 받아 진행하는 것이 좋다.

기술이전 협상전략

기술사업화의 성공률을 높이기 위해서는 시장기회가 열리는 시기를 포착하고 부응할 수 있도록 장기적인 안목에서 계획적인 업무를 추진하는 것이 중요하다. 특히 사업화 기회를 만났을 때 기술 공급자와 실시기업의 적극적인 협조와 노력이 있어야 비로소 결실로 이어지기 때문에 상호 신뢰를 기반으로 끈기를 갖고 실천해야 한다.

기술협상 주요 체크리스트

- 기술이전 범위 및 방법에 대한 전략은 수립되었는가?
- 기술이전에 필요한 협상전략은 모두 수립되었고 승인을 받았는가?
- 당해 협상의 목표는 적절히 정하였는가?
- 당해 협상에 대한 협상전략은 정하였는가?
- 당해 협상 주제별 양보 상한선과 하한선을 준비하고 있는가?
- 주요 협상 주제별 중요도 가중치를 설정하였는가?
- 각 협상 주제별로 복수의 대안이 준비되고 있는가?
- 각 대안에 대한 논리전개 및 지원 자료는 준비되어 있는가?
- 반드시 관철해야 할 주제와 양보가 가능한 항목이 구분되어 있는가?
- 양보가 가능한 항목은 양보의 단계와 순서를 정하였는가?
- 양보의 대가로 상대방에게 요구할 사항은 준비되어 있는가?

대개 특허매입 의사가 있는 기업은 출원 중인 특허는 심사 과정 중에 거절될 수 있으므로 안정된 권리 확보를 위해 바로 권리를 행사할 수 있는 등록특허 매입을 선호한다. 등록특허의 권리범위가 협소한 경우 특허권 행사가 제한적이거나 제3자의 회피가 용이하기 때문에 기업은 그러한 특허의 매입에 소극적일 수 있다. 기업이 특허 출원 중인 기술에 대해 매입의사를 표시한 경우, 우선심사청구를 신청하여 우선적으로 등록받고 동시에 분할출원을 진행할 것을 고려한다. 우선심사청구란 특허법 제61조에 따라 긴급처리가 필요하다고 인정되거나 일정한 요건을 갖춘 경우 이를 신청하면 타 출원에 비해 우선하여 심사해 주는 제도이다. 이는 안정적이고 기업의 전략에 맞는 기술의 권리확보뿐 아니라 그 기술에 대한 다양한 용도를 권리로 확보할 수 있는 전략으로 활용 가능하다. 또한 기술이전이나 사업화가 긴급한 경우에 특허청구범위제출 유예제도를 활용할 수 있다. 기술이전 협상일이 바로 앞으로 다가왔는데 아직 출원 준비 중이라면 일단 특허청구범위 유예제도를 이용하여 신속히 출원을 진행하여 권리를 확보하는 것이 좋다. 특허청구범위제출 유예제도는 미국의 가출원제도(Provisional Application)를 바탕으로 도입된 제도이다. 단 미국의 가출원은 명세서의 형식과 내용에 제한이 없으나 유예제도에서는 청구범위를 제외한 나머지 부분은 정규출원과 동일하게 자세히 기재해야 한다.

기술료 책정

선급기술료는 주로 계약체결과 동시이행으로 선지급하는 기술료를 말하며 실무상 계약금으로 간주되기도 한다. 경상기술료는 러닝로얄티(Running Royalty)라고 하며 기술도입자의 기술사용으로 발생한 수익의 일부를 공유하는 조건의 기술료를 의미한다. 기술수명이 짧을 것으로 예상되는 경우 경상기술료보다는 선급기술료를 높게 설정하는 것이 좋다. 기업의 규모가 작지만 향후 성장가능성이 높다면 선급기술료는 최소로 정하고 경상기술료 조건을 중심으로 기술실시계약을 체결하는 것도 좋은 방법이다. 기업이 장기간의 기술이전 계약 체결을 원한다면 특허매각을 고려해 볼 수도 있다. 이렇듯 기술계약기간, 시장상황, 기업매출자료 확인여부 등에 따라 선급기술료방식 또는 경상기술료 방식을 선택하거나 두 방식을 혼합한 방식을 선택할 수 있다. 경상기술료를 산정할 때 최저기술료와 최대기술료 개념을 함께 반영하면 일방에 치우치지 않고 합리적으로 기술료를 산정하고 쌍방이 위험을 분담할 수 있다. 또한 특허, 노하우 등의 존속기간이나 특허거절, 무효가능성 및 침해가능성 등을 기술료 수준과 연계하는 방법도 있으며, 일정기간 매출발생이 없거나 사업을 영위하지 않는 경우 계약을 해지하는 부가조건을 거는 것도 고려할 필요가 있다.

기술이전 이후에도 사후관리가 반드시 필요하다. 기술사업화의 성공을 위해 제품화 과정을 성실하게 도와주면서 개발팀과 긴밀하게 소통하는 것이 중요하다. 기업의 실시 여부를 지속적으로 모니터링하고 경상기술료를 징수할 수 있도록 다음의 체크리스트 활용이 추천된다.

기업상용화 실태확인을 위한 체크리스트

조사항목	세부 조사사항
기업형태 또는 경영진 변동사항	법인격의 변동 여부 대표자 및 주요 임직원 변동 여부 사업장 이전
조업상황	가동상태 (정상, 휴폐업 등)
매출상황	매출액 추세 (최근 3, 6개월 매출액)
재무상황	금융거래현황 (연체, 정상) 자금조달현황 (경색, 무난, 양호)
계약이행 상황	선급 기술료, 경상기술료 정상 납부 여부 과거 기술료 연체 여부
기타 필요 사항	면담, 전화 등 과정에서 착안

(출처: 한국산업기술진흥원 2010)

성공적인 기술마케팅 전략

세일즈마케팅키트(SMK, Sales Marketing Kit)는 개발자와 기업 간에 사전지식 및 정보가 없는 경우 활용될 수 있다. SMK의 일반적인 양식에는 1) 특허현황을 포함한 특허목록, 2) 기술내용, 3) TRL 등 기술완성도, 4) 시장성, 5) 권리범위분석, 6) 계약조건과 기술료 등을 포함한다. 그러나 양식이 특별히 정해진 것은 아니며 대체로 기술의 종류, 구매자 및 판매자의 상황, 기술거래 조건 등에 따라 다양하다. 관련특허가 다수인 경우 특허 포트폴리오를 구축하여 안정된 권리를 유지할 수 있음을 강조하고 각 특허들의 권리범위와 강점을 상세히 기재하는 것이 좋다. 정부에 설립한 특허관리전문회사인 인텔렉튜얼디스커버리 및 아이큐브파트너스 등의 회사를 통하여 대학 및 연구원에서 보유하고 있는 특허들을 패키징하여 보다 강력한 특허 포트폴리오를 구축할 수 있고 기술검증 및 출원비용 등을 지원받을 수 있다.

특허기술이 기계나 장치 등 유형기술의 형태를 갖추고 있으며 일련의 작동이 가능한 경우에는 기술 설명자료를 문서로 작성하는 것보다는 초기모형(prototype)으로 구현하는 것이 기술마케팅에 효과적이다. 또한 전시회나 다수의 수요기업이 모이는 기술설명회에서 매우 유용한 방법이다. 최근 지자체 등에서 다양한 시제품 제작기원사업을 시행하고 있으므로 적극적으로 이용해 볼 만하다.

수요기업을 발굴하기 위해 연구자가 적극적으로 나서야 한다. 개별적으로 기업을 검색하거나 기술거래기관의 정보를 활용할 수 있다. 특히 특허검색은 해당기업의 기술수준과 제품전략을 예측할 수 있어 유용하다. 기술거래기관은 다양한 기술 수요를 보유하고 있지만 대개 중개수수료를 지불해야 한다. 산학협력단뿐 아니라 정부, 지자체, 민간기술거래기관이 주관하는 다양한 기술설명회나 기술거래장터 등 중개행사를 활용하는 것도 좋은 방법이다. 산학협력단이 직접 기술설명회를 개최하는 경우 보유기술을 집중적으로 소개할 수 있다는 장점이 있다. 많은 기업에 홍보하기 위해서는 협회나 공공기관 회원사 등 이미 구축된 기업 네트워크를 활용하는 것도 필요하다.

기술마케팅을 성공적으로 수행하기 위해서는 기술의 트렌드와 거래 상대방의 입장에 대한 이해가 선행되어야 한다. 기술이 너무 먼 미래에 실현되거나 시장성이 극초기 단계의 미성숙한 기술은 시장 발전추이에 따라 적절한 시기에 이전하는 전략이 필요하다. 대기업은 미래 불확실성과 리스크가 크더라도 미래시장이 크다면 투자가 가능하지만 중소기업의 경우 리스크가 낮고 단기간에 사업화와 수익실현이 가능한 기술을 찾게 된다. 기술과 시장의 불확실성으로 인해 잠재 수요자들은 미래의 성공전망을 우려할 수밖에 없다. 기술 수요자 측에서는 기술 도입 이후에 수많은 잠재적인 사업화 실패요인이 있기 때문에 도입에 신중을 기할 수밖에 없는 입장을 이해해야 한다. 또한 기술 적용제품의 향후 시장 성장성에 대해 충분히 설득할 수 있어야 한다. 이를 위해 기업체가 납득할 수 있는 다양한 근거자료의 구비가 중요하며 필요에 따라 기술가치평가를 수행하는 것도 좋은 방안이다. 국내 시장은 협소하기 때문에 해외에서 다양한 제품에 응용될 수 있는 기술을 제공하고 관련특허를 패키지로 묶어서 제공하는 것이 협상에 유리하다. 이러한 과정을 통해 기업의 입장에서는 분쟁의 위협도 줄고 실질적인 시장 지배력을 갖추는 데 도움이 된다.

기술마케팅에 있어서 이해관계자에 따라 다양한 실패요인이 있다. 우선 대학 연구자 등 기술공급자 측면에서는 사업화 측면에서 기술완성이 미흡한 경우가 흔하다. 또한 연구자는 대개 본인의 전공분야에서는 전문적인 지식을 갖추고 있으나 기업가적인 마인드가 부족하기 때문에 마케팅에 실패할 수 있다. 기업, 산업체, 서비스기관 등 기술수요자 측면에서는 기술적용능력이나 기술사업화 전문인력과 인프라가 부족한 경우가 많다. 기술사업화 전담조직 등 기술중개자 측면에서는 직원의 잦은 순환보직이나 겸직 등으로 전문성이 부족하거나 지원조직이라는 인식 때문에 예산배정이 미흡한 경우가 많다. 또한 정부 측면에서는 거시적이고 장기적인 연구지원 시스템이 부재하며 연구개발의 가치사슬이 단절된 연구개발 시스템, 그리고 후속연구나 기술사업화 예산이 지속되기 힘든 구조 등을 들 수 있다.

기술가치평가와 기술성숙도

기술가치평가 절차

기술이전 준비단계에서 기술적 특성 및 시장적 특정을 고려하여 기술을 평가하고 이를 토대로 기술이전전략을 수립하고 구체적인 전략내용을 구성하는 것이 좋다. 기술가치평가는 기술이전뿐 아니라 지식재산권의 담보설정, 투자유치, 현물출자, 기업청산, 침해소송, 경영전략수립, 기술특례 상장 등 다양한 목적으로 활용된다.

기술 및 시장 특성 파악 체크리스트

조사항목	기술개발단계	□ 개발 □ 응용 □ 부품기술 □ 제품기술 □ 기술성숙도(1~9단계) □ 자체 테스트 □ 기업설치운용 □ 선도 □ 추종 □ 매우 높음 □ 높음 □ 낮음
시장특성	목표시장의 명확성 시장주기 국내 글로벌 대상시장	□ 높음 □ 낮음 □ 도입 □ 성장 □ 성숙 □ 쇠퇴 □ 도입 □ 성장 □ 성숙 □ 쇠퇴 □ 국내 □ 국외 □ 국내외

기술가치평가의 주요 방법으로 수익 접근법, 시장 접근법, 비용 접근법 등이 있으나 대개는 수익접근법을 적용한다. 수익접근법에 따라 기술가치를 산정하기 위해서는 기술의 경제적 수명, 매출원가나 판관비가 반영된 현금흐름, 사업위험을 반영한 할인율, 기술기여도 등 핵심변수의 추정이 필요하다. 우선 기술의 경제적 수명은 대상기술이 시장에서 경쟁우위를 유지할 수 있는 시간을 말하며 특허인용수명(TCT, Technology Cycle Time) 통계를 활용하여 추정 가능하다. TCT란 선행기술로 인용된 특허와 이를 인용한 특허 간의 등록연도 시차로서 기술 순환주기를 말해준다. 현금흐름은 대상기술의 사업화로 발생할 미래의 경제적 이익으로 추정하며 가장 주의를 기울여야 하는 부분은 매출액 추정이다. 목표시장의 규모와 수요예측, 사업화계획의 타당성, 마케팅능력, 자금조달능력, 산업구조를 고려한 시장점유율 추정 등의 요소를 종합적으로 분석하여 추정한다. 이러한 미래의 현금흐름을 적정한 할인율을 적용하면 현재가치로 환원할 수 있다. 기술차별성 및 경쟁강도 등 기술관점에서의 위험요소와 시장진입가능성, 시장경쟁강도 등 사업관점에서의 위험요소를 각각 탐색하여 할인율을 산출하게 된다. 기술기여도는 기술사업화에서 창출될 미래 현금흐름의 현재 사업가치 중 기술요소가 공헌한 비중을 말한다. 기술기여도는 대상기술이 속하는 산업섹터의 특성 및 전체 기술 구성에서 해당기술이 차지하는 비중, 그리고 기술성숙도를 종합하여 평가한다.

기술성숙도 TRL 지표

기술성숙도(TRL, Technology Readiness Level)란 재료, 부품, 소자, 시스템 등 특정기술의 성숙도 평가하고 이종 기술 간의 성숙도 비교를 위한 체계적인 미터법이다. TRL의 기원은 미국 NASA에서 우주산업의 기술투자 위험도 관리의 목적으로 1989년 Sadin 등이 처음 도입했다고 알려져 있다. 원래 NASA에서 정의한 TRL은 항공·우주 및 국방 분야의 R&D 프로그램에 적용하기 위해 정의되었으므로 국내 민간 R&D 프로그램에 맞게 재정의가 필요하다.

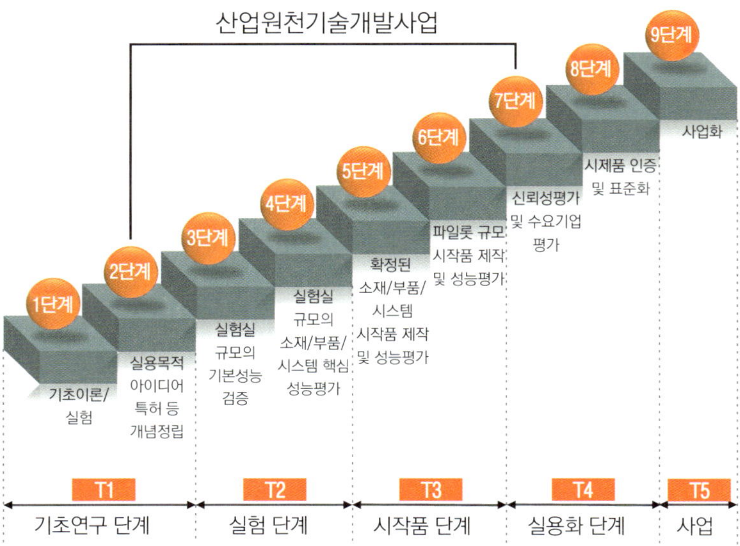

TRL 단계별 정의 및 세부 설명

TRL 1~2는 기초연구단계이다. 1단계는 기초이론을 정립하는 단계이고 2단계는 기술개발 개념을 정립하고 아이디어에 대한 특허출원 단계이다. TRL 3~4는 실험단계이다. 3단계는 실험실 환경에서 실험 또는 전산 시뮬레이션을 통해 기본 성능이 검증될 수 있는 단계로 개발하려는 부품이나 시스템의 설계도면을 확보하는 단계다. 4단계는 시험샘플을 제작하여 핵심성능에 대한 평가가 완료된 단계로 3단계에서 도출된 다양한 결과 중에서 최적의 결과를 선택한다. 의약품 등 바이오 분야의 경우 목표물질이 도출된 것을 의미한다. TRL 5~6은 시작품 단계이다. 5단계는 확정된 소재, 부품, 시스템의 실험실 시작품 제작 및 성능평가가 완료된 단계로 개발대상의 생산을 고려하여 설계하나 실제 제작한 시작품 샘플은 수개 미만인 단계이다. 경제성을 고려하지 않고 기술의 핵심성능으로만 볼 때 실제로 판매가 될 수 있는 정도로 목표 성능을 달성한 단계로 의약품은 제조품질관리기준(GMP, Good Manufacturing Practice) 파일럿 설비를 구축하는 단계이다. 6단계는 파일롯 규모(복수 개 ~ 양산규모의 1/10 정도)의 시작품 제작 및 평가가 완료된 단계로 파일롯 규모 생산품에 대해 생산량, 생산용량, 수율, 불량률 등 제시하며 대규모 투자가 동반되는 단계이다. 생산기업이 수요기업 적용환경에 유사하게 자체 현장테스트를 실시하여 목표 성능을 만족시킨 단계로 성능 평가 결과에 대해 가능하면 공인인증 기관의 성적서를 확보하고 의약품의 경우 비임상 시험기준인 동물실험규범(GLP, Good Laboratory Practice) 기관에서 전임상시험을 완료하는 단계이다. TRL 7~8은 실용화 단계이다. 7단계는 실제 환경에서 성능 검증이 이루어지는 단계로 부품 및 소재개발의 경우 수요업체에서 직접 파일롯 시작품을 현장 평가하여 성능뿐만 아니라 신뢰성에 대해서도 평가한다. 의약품의 경우 임상 2상 및 3상 시험 승인 단계로 가능하면 KOLAS 인증기관 등의 신뢰성 평가 결과를 제출한다. 8단계는 표준화 및 인허가 취득 단계로 의약품의 경우 식약청의 품목허가를 받는 단계이다. TRL 9는 사업화 단계로 본격적인 양산 및 사업화 단계이며 6-시그마 등 품질관리가 중요한 단계이다.

#5

국내중소기업, 글로벌기업 상대로 특허분쟁 승리

2008년 5월 27일, 의료기기 전문기업 메드트로닉은 보스턴 사이언티픽과의 특허권 소송에서 승소하였다. 미 연방법원에 따르면 보스턴 사이언티픽이 메드트로닉의 카테터 특허권 3건을 침해하여 총 2억 5000만 달러(한화 약 2,500억 원)의 보상금을 지급하라는 판결을 내렸다. 메드트로닉의 특허권은 끝부분이 좁아지는 모양의 혈관성형술 카테터에 대한 내용이다. 이 풍선제품은 환자 혈관 사이즈에 잘 맞추기 위해 여러 번 풍선을 부풀려도 잘 견딜 수 있는 강도를 제공하는 반연성(semi-comliant) 혈관성형술용 카테터 기술이다.

BSC et al. v. Medtronic Inc. et al., 6:08-cv-00320
미 텍사스 동부지방법원

출처: Intellectual Property Law360

글로벌기업들의 특허전쟁은 국내기업에도 여파를 미친다. 위의 사건이 있은 직후 2008년 5월 29일, 메드트로닉은 국내 의료기기 개발업체인 태연메디컬을 상대로 특허권 침해금지소송을 제기하였다. 메드트로닉은 태연메디컬에서 제조한 경피적 척추후굴풍선복원술 관련 제품이 메드트로닉의 특허를 침해하였다고 주장하였다. 태연메디컬은 해당제품의 재고 및 생산장비를 모두 폐기하는 것은 물론 막대한 배상급을 지급할 위기에 놓이게 되었다. 이에 태연메디컬은 특허침해청구의 소에 대해 무효심판을 신청하였고 이후 2년에 걸친 지리한 법정 공방 끝에 특허침해소송에 대한 무효심결이 확정되어 대법원에서 최종 승소하였다. 매출 30조 원이 넘는 거대 다국적기업을 상대로 50억 원대에 불과한 국내 중소기업이 승리한 것이다.

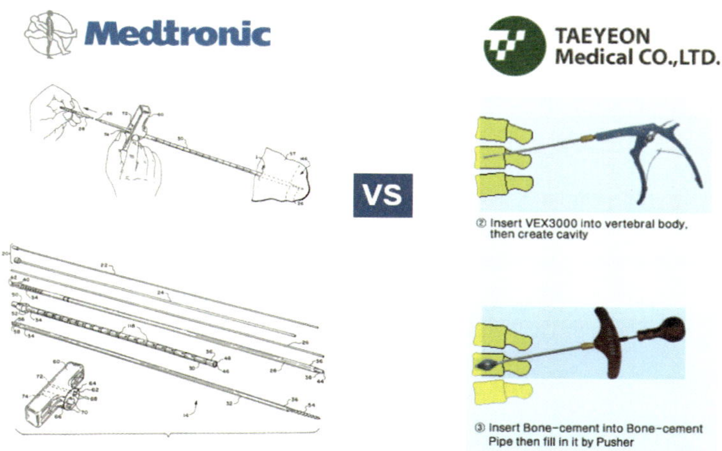

기술지주회사

대학의 기술사업화 제도 중 하나인 기술기주회사는 산업교육진흥 및 산학연협력촉진을 위한 법률에 근거하고 있다. 법적 명칭은 산학연협력 기술지주회사로 대학 산학협력단이 보유하고 있는 기술을 출자하여 자회사 설립과 사업화를 진행하기 위한 전문조직이다. 기술지주회사는 산학연구, 기술이전, 실험실창업, 창업보육센터 등 기존 산학협력사업의 단점과 제약요소를 극복하고 보완하여 기술사업화의 선순환구조를 목적으로 한다. 기술지주회사의 주체는 대학 산학협력단 단독 또는 외부대학, 정부출연연구원, 기업 등과 공동으로 설립할 수 있다. 대학 교원이 직접 기술사업화에 참여하는 방법으로 벤처기업육성에 관한 특별법에 근거한 실험실창업 및 신기술창업전문회사와 산촉법에 근거한 산학연협력기술지주회사에 근거하여 자회사를 설립하는 방식이 있다. 이러한 자회사 설립경로를 활용하여 대학 주도의 전략적 기술사업화가 가능하고 자회사가 성공할 시에는 단순 기술이전에 비해 큰 규모의 수익창출을 기대할 수 있다.

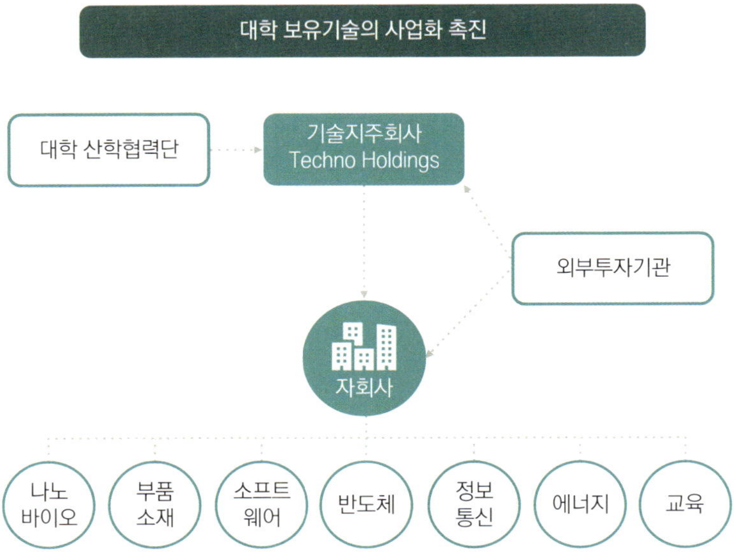

관련법률 : 산업교육진흥 및 산학협력촉진에 관한 법률('08년 2월 시행)

기술지주회사제도는 대학이 전략적 기술사업화를 주도하고 사업화 성공 시 규모 있는 수익창출이 가능할 뿐 아니라 대학 학교기업 등 산학협력단이 직접적인 기술사업화를 추진할 때 발생할 수 있는 비즈니스적인 위험요인을 최소화할 수 있다. 왜냐하면 기술지주회사의 자회사로 기술사업화를 실행할 때 교원은 지속적인 R&D에 집중하고 경영 전문성은 기술지주회사 및 전문경영인을 통해 해소하기 때문에 창업의 부담을 최소화할 수 있다. 기술지주회사를 통한 사업화에서 발명자에 대한 합리적 보상체계는 발명자의 참여와 지속적 기여, 기술의 상용화 완성도 제고라는 것을 충족할 때보다 합리적이고 규모 있게 이루어질 수 있다.

기술지주회사의 기본적인 업무는 자회사 설립 및 경영지원이며 이외에도 법률이 정하는 바에 따라 목적사업에 부합하는 수익사업 및 기타 기술사업화 업무를 수행할 수 있다. 산업교육진흥 및 산학연협력 촉진에 관한 법률 시행령 제36조에서는 기술지주회사의 업무를 각 대학의 특성에 따라 창업보육센터 등 산학협력단 조직과 협력을 통한 기술이전, 인큐베이팅, 교육 등으로 확대하였으며, 최근 개정된 43조에서는 기술지주회사가 보유하거나 자회사에 출자한 기술의 사업화를 위한 투자조합의 결성뿐만 아니라 투자조합의 운영에도 참여할 수 있게 되었다.

2008년 한양대 기술지주회사 설립을 시작으로 2023년 상반기 기준 82개 기술지주회사가 운영 중이며 투자사는 1,500개를 넘어섰다. (출처: 전자신문 2023.08.02) 2016년 회수율 31% 대비 2021년 회수율은 138%로 증가하여 대학 수익창출과 수익구조 다변화에 기여했다는 평가다. 기술지주회사 개선을 위해 기술지주회사 대표이사 겸직 시, 산학협력단장(기술지주회사 대표이사)의 직속 지위를 갖는 전문인력이 최고기술책임자(CTO, Chief Technology Officer) 또는 최고사업책임자(CBO, Chief Business Officer)의 역할을 수행할 수 있도록 조직 운영에 대한 권한 위임 및 책임 부여가 필요하다. 대학 기술사업화 전담조직의 발전을 위해서는 대학 기술사업화 전담조직에 대한 인식전환, TLO 및 기술지주회사의 기술사업화 활성화 및 재정 건전성 확보, 전문인력의 장기근속여건 조성 강화, 대학 기술사업화 거버넌스 체계화가 요구된다.

미국과 한국 대학의 기술사업화 방식의 차이

현행 법규상 우리나라의 대학 산학협력단이 보유한 기술기반의 창업유형은 산학연협력 기술지주회사, 신기술창업전문회사, 교원창업기업의 세 가지 유형이 있다. 기술지주회사란 대학이 보유한 특허 등의 기술을 출자하여 자회사를 설립하고 사업화하기 위한 전문조직을 말하며 자회사가 성공했을 때 단순 기술이전에 비해 큰 규모의 수익창출을 기대할 수 있으며 손해배상이나 연대책임 등의 위험요인을 최소화할 수 있다. 신기술창업전문회사는 대학, 국공립연구기관, 정부출연연구기관, 전문생산기술연구소 등이 보유한 기술 등 현물과 현금을 출자하여 주식회사를 설립한 것으로 기술지주회사제도와 유사하나 세부적인 운용방식에 차이가 있는 것으로 알려져 있다. 교원창업이란 교원이 창업기업의 대표나 임원으로 참여하여 활동하는 것을 의미하며 주요 대학에서는 교원창업규정을 두어 창업활동을 관리하고 있다. 이러한 관점에서 대학의 성과를 산업계로 이전하는 역할을 하는 기술이전전담조직(TLO, Technology Licensing Office)의 기능과 중요성이 강조되고 있다.

미국 대학의 특허 등록 대비 기술이전율은 대부분 50% 이상으로 일부 기관에서는 100%에 육박하기도 하는 데 비하여 우리나라는 2~30% 정도로 알려져 있고 특히 ICT 분야의 기술 사업화 성과 비율은 4~5% 수준에 불과하다. 따라서 국내 대학에서 개발된 상당 부분의 특허가 사실상 활용되지 못한 채 사장되고 있는 실정으로 미활용 특허를 활성화하기 위한 수요기업과의 연결 전략이나 연구개발비 지원책 마련 등이 논의되고 있다. 이렇게 해외대학에 비해 사업화성과 성공률에 큰 차이가 나는 원인은 무엇일까? 여러 가지 이유가 있지만 일차적으로 우리나라와 해외 연구지원조직의 지식재산권 관리 정책의 차이에서 그 이유를 찾을 수 있다. 미국의 주요 대학은 교수 업적평가에 특허출원이나 기술이전 실적은 포함되지 않는다. 교수가 발명신고를 하면 특허출원 여부의 결정은 TLO가 한다. TLO에게는 특허를 거절할 권한이 있고 실제 거절절차가 작동하는 것으로 알려져 있다. 대개 기술성에 대한 엄밀한 검토가 이루어지며 신고된 발명의 절반 이하만 특허출원이 된다. TLO는 발명신고를 접수하고 해당기술의 잠재적 수요자를 물색한 뒤 기술이전 대상이 분명한 경우에만 특허출원을 진행한다. 결과적으로 특허 등록 대비 기술이전율이 100%에 가깝다. TLO의 기술이전 담당자들은 해당 산업분야의 경력자들이 많아서 기술과 기술이전 과정에 대한 이해도가 깊다. 이에 비해 국내 대학의 산학협력단은 사실상 연구비를 처리하는 행정조직에 가까우며 정부출연연구기관의 TLO 역시 그 역할을 다하지 못하고 있다는 지적이 있다.

국내대학과 정출연의 기술이전율이 2~30% 정도에 머무르는 이유 중 하나는 특허출원 자체가 정부과제의 주요 성과지표이기 때문이다. 연구자들은 성과지표를 충족시키기 위해 특허를 출원하고 산학협력단은 특허출원 요구를 거절하지 못하며 잠재적 수요자를 찾기 전에 일단 특허출원을 먼저하고 구체적인 기술이전 전략은 그다음에 수립하는 경우가 많다. 정부과제 성과지표에 특허가 없었다면 사실상 나머지 70%의 특허는 출원되지 않았을 가능성이 높은 특허이다. 따라서 미활용 특허를 활용하기 위해 추가로 연구비를 지원하는 것은 적절하지 않은 정책일 수 있다. 그밖에 기술사업화 제도의 한계점으로 창업보육센터의 경우 외부기업이 중심이 되고 기술적 협력 및 대학의 실질적 이익이 미미한 경우가 많다. 실험실창업제도는 창업기업이 대학 내부에 위치하며 대학자산을 활용 가능하기 때문에 가장 빈번히 발생하는 교원창업 유형이지만 교수 개인의 창업으로 대학의 실질적 이익이 크지 않거나 대학 내부에서 이해상충문제 등 부작용 발생 가능성이 있다. 학교기업(School-based enterprise)은 산업교육기관에서 개발된 기술을 민간부문에 이전하여 사업화를 촉진하기 위한 목적으로 도입되었으나 실질적으로는 현장교육을 통한 인력양성이 주요목적으로 적극적 수익창출에 한계가 있다. 기술사업화 활성화를 위해 TLO를 산하 행정조직의 일환이 아닌 독립적으로 영속할 수 있도록 자율성과 독립성을 키우고 부서간 협력이나 의사결정과정에서 조직내 위상을 강화해야 한다. 해외 기관의 사례처럼 R&D결과물의 활용에 대한 최종권한을 TLO조직에 위임하여 주는 것도 중요하다. 중장기적으로는 기술이전 위주의 기술사업화 역량을 직접 수익화를 낼 수 있는 기술창업 위주의 사업화로 변화해가야 할 것이다.

국내 및 해외 연구지원조직의 지식재산권 관리 정책 비교

항목	해외 연구조직	국내 연구조직
조직구성	- 30~60명 규모 - 기술적 전문성, 기업체실무경력, 기술이전 경험을 갖춘 전문인력으로 구성되며 공학박사, 경영학석사, 법학석사 등 보유	- 대부분 5명 내외의 작은 규모 - 기술적 전문성, 기업체 실무경력, 기술이전 경험 등이 부족하고 전문성 취약한 경우가 많으나, 일부 조직에서 변리사 및 기술가치평가사 보유
지식 재산권 생성	- TLO담당자가 평가 및 권한을 갖고 발명신고에 대해 특허출원 여부를 결정 - 발명신고 대비 출원율 50% 이하 - 실제 기술수요와 기술이전 가능성을 주요 기준으로 심사	- 연구자나 연구부서에서 운영하는 위원회에서 특허출원 여부를 결정 - 발명신고 대비 특허 출원율 90% 상회(해외출원의 경우 좀 더 엄격한 심사) - 출원 대비 등록률이 낮음 - 심사기준은 있으나 과제실적 지표를 우선시하여 대부분 출원 진행
지식 재산권 유지 폐기	특별한 폐기절차가 없고 대부분 지재권 유지	대부분 최소유지기간인 5~6년 정도의 기간 이후에는 유지비를 지원하지 않는 방식으로 폐기(연구자가 자비로 유지 가능)
기술이전 비율	- 등록건수 대비 기술이전율 50~100%로 매우 높음 - 특허 출원 전부터 잠재적 수요기업을 접촉하고 기술이전 가능성이 높은 발명만 특허화	- 연간 등록건수 대비 기술이전율이 저조한 편(10~20% 수준)
연구관리 방침	- 연구과제 기획과 선택은 전적으로 연구자 자율로, 선행 기술조사나 지재권창출 목표수립 등을 요구하지 않음 - 기술이전 실적이 연구과제 평가나 인사평가 지표가 되지 않음	- 선행기술조사를 의무화하거나 연구목표에 지재권창출 목표도 포함되는 경우가 많다. - 기술이전 실적이 연구과제 평가나 인사평가에 중요한 지표가 됨
재무관리 목표	기술료 수익 목표가 없으며 기술료 수익으로 기관재정 일부를 확보한다는 개념이 없음	대부분 기술료 수익 목표를 갖고 있으며 일부 기관에서는 기술료 수익에서 기관재정의 상당부분을 확보하려는 목표 설정
성과관리	기술료 수익 중 비용을 제외한 부분의 1/3을 연구자에게 지급	기술료 수익의 50%를 연구자에게 지급(총 기술료 규모에 따라 차등 비율)

직접사업화를 위한 스타트업 설립

창업 절차 및 관련 법령의 이해

스타트업이란 혁신적 기술과 아이디어를 바탕으로 자체적인 비즈니스 모델을 검증하는 프로젝트성 회사를 말한다. 투자 측면에서는, 소자본의 초기기업이라는 높은 리스크가 존재하며 성공적으로 사업궤도에 올라설 경우 커다란 보상이 창업자와 투자자에게 주어지는 구조이다. 스타트업이 기술개발에 성공한 후 사업화 단계에서 많은 도전과 어려움을 겪게 되는데 특히 창업 이후 2~5년 정도에 찾아오는 죽음의 계곡(death valley) 시기를 얼마나 슬기롭게 극복할 수 있는지가 중요한 관건이 된다. 이러한 죽음의 계곡은 생산, 재무관리, 마케팅 등 경영 전반에서 사업경험 부족이 큰 원인이 되며 각 분야별 전문가의 자문이 필요하다.

창업관련 법규는 인력, 자금, 기술개발 및 지식재산권에 대한 법 등이 있으며 바이오, 의료기기의 경우 인허가 관련 법령도 숙지해야 한다. 창업준비단계에서는 근로기준법, 중소기업인력지원특별법 등을 활용하여 인력 인프라를 강화하고 중소기업기본법, 벤처기업육성에 관한 특별법, 중소기업진흥에관한법률 등을 활용하여 시장개척과 자금조달 계획을 수립하는 것이 필요하다. 관련 법률을 준수하지 않으면 법적인 책임이 뒤따르게 되며 특히 우리나라의 경우 노동관련 법은 책임이 막중하기 때문에 반드시 이해할 필요가 있다. 사업의 상황이나 형태에 따라 중소기업협동조합법, 소상공인 보호 및 지원에 관한 법률, 여성기업지원에관한법률, 특허법, 실용신안법, 디자인보호법, 상표법 등에 대한 기본지식을 알고 있어야 유관기관과의 원활한 소통과 대응이 가능하다. 그러나 연구자나 기업담당자가 모든 법률을 상세히 알 수는 없기 때문에 기업 성장단계별로 필요한 법률의 종류와 내용을 전반적으로 파악하고 구체적인 내용은 해당 분야 전문가의 도움을 받는 것이 좋다.

개인기업과 법인기업의 차이

창업을 계획할 때 장래 회사의 규모나 성장단계에 따라 개인기업으로 할 지 법인기업으로 할지 결정하는 것이 필요하다. 개인기업은 설립등기가 필요 없으나 법인기업은 법원등기소에 설립등기라는 절차를 반드시 거쳐야 한다. 청산 시에도 법인기업은 상법상 청산절차를 거쳐야 한다. 사업초기에는 개인기업으로 시작하여 성장하면서 법인기업으로 전환하는 경우도 있다. 다만 법인기업으로 전환해도 동일업종의 경우 창업기업으로 인정되지 않을 수 있다. 매출이 수천억~수조 원에 이르러도 개인기업으로 유지하는 경우도 있다. 따라서 반드시 개인기업보다 법인기업이 유리하다고 단정하기는 어렵다. 회사의 설립목적에 따라 주식회사뿐 아니라 유한회사, 합명회사, 합자회사, 조합회사 등 다양한 형태를 선택할 수 있다. 개인기업은 소득세법에 의거하나 법인기업은 법인세법의 적용을 받는다. 개인기업과 법인기업의 주요 차이점은 아래와 같다.

개인기업과 법인기업의 차이

개인기업	법인기업
단독유한책임	유한책임
기업주 활동의 자유	상법 상 기업주 활동 제약
세 부담 불리	세 부담 유리
창업비용, 자본금 부담 적다	창업비용, 자본금 부담 크다
일정규모 이하의 기업에 적합	일정규모 이상의 기업에 적합
자본조달에 제한	자본조달 용이
영속성 결여	영속성이 있음
소득세법 적용	법인세법 적용
과세기간: 1월 1일에서 12월 31일	정관에 정한 회계기간
총수입 금액에서 필요경비 차감액 대상	익금의 총액에서 손금의 총액 차감액 대상
분리과세 인정	분리과제 인정 않음
세율 10~40% 누진적용 주민세: 소득세의 10%	세율 10~22% 주민세: 법인세의 10%
간이장부, 복식부기의무자 구분	복식부기 의무
공고의무 없음	일간신문 공고 의무

사업계획서 작성시 유의사항

사업제목은 한 줄로 명확하게 표현해야 한다. 제목에 문제점, 해결방법, 시장규모가 한눈에 드러나도록 하는 것이 좋다. 다만 '융복합', '스마트', '4차산업혁명' 등과 같은 주관적인 만능단어 또는 '인공지능', '블록체인' 등과 같은 일반명사화 된 단어의 사용은 지양하는 것이 좋다. 자신의 경력과 사업아이템을 연계할 수 있다면 공감을 이끌어내는데 도움이 된다. 창업스토리는 창업자의 경험에서 우러나오기 때문에 왜 이 사업을 하는지에 대한 창업자 자신의 진솔한 이야기에 귀를 기울이게 된다. 나는 무엇을 할 수 있는지만을 언급해서는 안 되고 시장에서 무엇을 필요로 하는지를 함께 이야기해야 한다. 남들이 보지 못한 문제점을 발견하고 이를 해결하기 위한 과정이 창업과정이기 때문에 사업계획서에서도 자신이 발견한 문제점을 명확히 설명하고 공감을 끌어내는 것이 중요하다. 문제가 명확하고 공감이 가지만 해결책이 자선적인 경우가 있다. 사람들의 관심을 끌 수는 있으나 돈이 되지 않고 할수록 마이너스를 내는 구조는 지양해야 한다. 해결방법이 사업적이야 하며 설득력 있는 수익모델을 제시하는 것이 사업계획서의 필수사항이다. 사업은 절대로 혼자서 할 수 없으므로 팀 구성할 능력이 있음을 어필해야 한다. 자신의 사회생활 경력에서 어떤 인물과 어떤 일을 해왔으며 그 과정에서 해당인물을 참여하도록 하겠다는 정도면 충분하다. 그간의 준비내역과 연구개발 현황을 보여주며 실제 사업의지를 분명하게 피력한다. 또한 흔히 부실하게 작성하기 쉽지만 소요기간과 예산계획을 명확히 하는 것이 좋다. 처음부터 완벽하게 준비할 수는 없지만 현실감 있는 목표설정과 그에 따른 구체적인 일정을 제시한다.

스타트업과 특허출원전략

스타트업의 경우 특히 아이디어 창출부터 제품화과정까지 지식재산권의 관리가 매우 중요하기 때문에 초기부터 지식재산권 확보 및 관리전략을 수립해야 한다. 이코노미스트에 따르면 미국 기업 중 75%가 지식재산원을 기반으로 사업이 이루어지며 사업화 과정에서 지식재산권 분쟁에서 자유롭지 않다고 한다. 각 기술분야별로 차이가 있으나 미국 창업기업의 경우 회사 설립 1년 전부터 이미 특허를 확보하는 경우가 일반적인 추세임을 확인할 수 있다. 이 중 IT분야가 48%로 가장 높고 바이오테크 및 의료기기 분야도 각각 44%, 30%의 특허보유율을 나타낸다. 전체 기술분야 대비 23% 스타트업이 이미 특허를 취득한 이후에 회사설립을 진행하고 있으며 기업당 최소 2건 이상의 특허를 보유하고 있음을 알 수 있다. 국내 보건의료분야 특허출원 및 등록현황을 살펴보면, 매년 10,000건 이상의 특허출원이 이루어지고 있으며 최근 10년간 점차 상승하는 추세임을 확인할 수 있다.

미국창업기업 특허보유현황

	인터넷/SW	바이오/농업	IT/HW	의료기기
특허보유 비율	19%	44%	48%	30%
기업당 특허수	2	3	6	3

출처: Patent Strategies of Startup Company (Stanford Law School 2015)

스타트업에서 지식재산권 보유 필요성

특허는 시장에서 독점적 법적지위 확보에 필수적이다. 특허권자는 특허법 제94조에 따라 업으로서 독점적으로 실시할 수 있는 권한을 갖게 되는데, 스타트업에서는 개발 기술을 지식재산권으로 조기에 권리화하여 법적으로 독점적 배타적 권리를 보유하여 타 경쟁사의 시장진입을 막고 시장에서 경쟁구도상 우위를 확보할 수 있다. 초기 기업에서 지식재산권이 필요하지 않다고 하는 것은 지식재산권의 보험으로서의 역할을 간과하기 때문이다. 특허나 상표의 경우 사업 초기에 권리 확보를 위한 비용이 부담될 수 있지만 사업의 핵심 기술이나 브랜드에 대한 보험이 없다면 위험한 선택과 도전일 수 있다. 연차료를 납부하면 특허권과 디자인권은 20년 동안, 상표는 등록 후 10년간 권리를 유지할 수 있다. 지식재산권에 대해서 현재 시점에서 비용절감에만 초점을 맞추기보다는 장래 나의 사업을 지켜줄 수 있는 보험적 가치를 이해하고 미래를 위한 투자라고 생각해야 한다.

특허명세서는 기술문헌으로 활용 가능하다. 특허 명세서는 발명의 명칭, 배경이 되는 기술, 발명의 내용과 청구범위로 구성된다. 창업자는 자신이 개발한 신규 아이디어에 대해 기술적 자료를 축적해가는 과정에서 이를 문서화할 필요가 있는데, 이때 특허출원을 진행함으로써 다소 막연할 수 있는 창업자의 아이디어를 구체적이고 정형화된 기술문헌으로 활용할 수 있다. 특히 비즈니스 모델 특허의 경우, 영업방법과 컴퓨터 구현기술과의 결합으로 이루어지며 영업방법에 대한 각 단계별 알고리즘 및 플로우차트 등에 대한 구체적인 기술적 사항을 특허명세서로써 내부 문서화하여 대내외 활용할 수 있다.

특허는 시장 독점권을 부여하고 경쟁자로부터 시장과 기술을 보호하며 협상 지위를 강화하기 때문에 분쟁의 리스크를 예방하고 기업의 생존에 기여할 수 있다. 특허출원을 하면 통상적으로 특허청의 엄격한 심사를 통해 최종등록을 받게 되므로 기술우위를 공식적으로 인정받게 되는 셈이다. 즉 특허는 특허청으로부터 받은 기존 기술 대비 진보된 기술이라는 인증서 역할을 하여 향후 투자유치나 기술특례상장의 기술가치 평가 시에 활용될 수 있으며 기술성을 대내외 홍보 마케팅 시 유용하다.

해외시장 진출을 계획하고 있는 스타트업의 경우 진출할 국가에 대한 국제출원을 적극적으로 검토할 필요가 있다. 해외출원을 진행함으로써 해외 현지마케팅 및 해외협력기업과의 소통 시 이를 적극 활용할 여지가 생긴다. 특히 해외 현지기업이나 에이전시를 통해 비즈니스를 영위할 경우 계약을 체결하기 전에 특허등록 여부를 확인하는 경우도 있다. 초기 스타트업의 경우 아직 해외 진출국가에 대한 선택여부의 판단이 이루어지지 않거나, 기술변화 및 비즈니스 환경에 대한 가변적인 요소가 있는 경우가 많다. 이때 비즈니스 타임라인과 연동하여 30개월의 기간이익을 최대한 활용할 수 있다는 점, 그리고 비용절감 요소가 있다는 점에서 PCT출원제도를 많이 이용한다.

사업계획서와 기술가치평가의 활용

사업계획서에는 경영자 및 수행능력, 기술성, 시장성, 마케팅 전략 등이 포함되어야 한다. 투자유치용 사업계획서에는 투자자의 지분율 및 배수, 투자액 회수방안 등 투자자를 위한 내용이 추가로 포함되어야 한다. 투자자의 주요 관심사는 투자위험, 수익률 및 투자금 회수이며 기술의 우수성은 크게 중요하게 고려하지 않는 경우가 많다. 따라서 투자유치용 사업계획서에는 학술적인 내용이나 어려운 기술소개보다는 자본시장의 논리를 충실히 따르고 투자자의 관점에서 어떻게 수익을 극대화하고 리스크를 줄일 수 있는지 강조하여 서술해야 한다. 사업계획서의 신뢰성을 높이기 위해 객관적인 근거자료를 철저히 준비하고 내부 시험자료나 시뮬레이션 자료 등 사전조사자료를 추가하여 현장실사에도 충실히 대비해야 한다.

투자자 입장에서 기술력 평가만으로 의사결정을 하기 어렵기 때문에 기술, 시장, 사업전반을 고려한 기술가치평가 및 지식재산가치평가가 신뢰성을 높일 수 있는 방안이 된다. 보유특허가 많은 경우 등급이나 우선순위를 분류하고 선별된 특허에 대해 사업타당성 평가나 기술가치평가를 진행한다. 출원단계나 등록특허의 관리단계에서는 기업 내 담당자가 가치평가 실무를 익히고 전문가 입장에서 평가하는 것이 좋다. 기술가치평가는 투자유치에 있어서 투자자를 설득하고 의사결정을 돕는 유용한 도구로 적극적으로 활용할 수 있다.

기술기반 스타트업의 자금조달과 투자유치 전략

자금조달과정에서 특허의 역할

기업이 성장하는 과정에서 외부 재무적 투자자로부터 투자금을 유치하는 일은 기업의 필수적 요구과정으로 볼 수 있으며 특히 스타트업의 경우 경영에 필요한 자금을 적극적으로 외부로부터 확보할 필요가 있다. 사업기획 단계에서부터 사업영역의 특징을 고려하여 중장기적인 자금조달계획을 수립해야 한다. 기업 초기에는 미래가 불확실하고 리스크가 크기 때문에 소위 3F (family, friend, fool)라고 하는 개인투자자나 크라우드 펀딩 등이 주로 이루어진다. 중기 이후에는 죽음의 계곡을 넘기 위해 상당한 자금이 필요하기 때문에 벤처캐피탈(VC)의 투자를 유치하는 것이 안정적이다. 또한 후기 성장단계에서 대규모 자금이 필요한 경우 IPO 등 주식시장을 통해 자금조달을 고려해야 한다. 다만 사업초기부터 너무 많은 외부자금을 유치하면 대주주의 경영권이 약해지고 성장 추진력이 약화되며 결국 경영권 유지가 어려워지므로 적절한 완급조절이 중요하다.

자본출자는 현금출자가 원칙이지만 동산, 부동산 등 유형자산도 현물출자가 가능하며 무형자산도 가치평가를 거치면 현물로 출자할 수 있다. 무형자산 중 지식재산권에 해당하는 특허권도 가치평가를 통해 금액을 산정하여 출자 가능하다. 대표적인 기술가치평가기관으로 기술보증기금, 한국발명진흥회 등이 있다. 대개의 창업기업은 자본금이 작기 때문에 외부에서 큰 투자유치 시 지분율이 크게 희석될 수밖에 없다. 이런 경우 지식재산권을 주요자산으로 보유한 창업기업은 가치평가를 통해 자본금을 늘려 투자유치 기반을 강화할 수 있다.

스타트업이 보유한 지식재산권은 투자자로 하여금 성장 잠재력을 판단하는 수단으로 투자의 유인요소로 작용할 수 있다. 유럽 바이오벤처와 VC 사례를 전수조사한 최근 연구결과에 따르면 스타트업의 특허활동이 VC자금조달 시점을 단축하는 데 기여한다고 한다. 최소 1건의 특허출원이 있을 경우 첫 투자 시간이 76% 단축할 수 있고 특허품질이 높을수록 VC투자를 더 빨리 받을 수 있다고 보고하였다. 이는 기술기반 스타트업이 특허출원을 보유하는 것만으로도 회사의 안정감과 신뢰감을 준다는 의미로 해석할 수 있다. 초기 투자단계에서는 특허가 투자자에게 신뢰도에 기여할 수 있지만, 첫 번째 투자 이후 투자시장에서 검증되고 정보비대칭이 어느 정도 해소된 이후에는 특허 자체만으로 투자자에게 큰 이슈로 작용하지 않을 수 있으며, 기업의 성장이나 상용화 등 특허 외적인 요소를 활용하여 투자적합성을 평가하게 된다.

최근 지식재산권의 자산가치를 활용한 특허펀드, 특허담보대출 등 다양한 자산유동화 모델들이 소개되고 있다. 대표적인 사레로 Sales & License Back펀드구조는 펀드를 중심으로 특허권자, 실시권자 및 재무적 투자자 간에 특허권의 이전, 실시권 설정 및 라이센싱을 통한 현금흐름이 이루어지는 자산 유동화모델이다. 기업 A가 보유한 지식재산권을 재무적 투자자가 투자한 펀드에 이전하여 매각대금을 지급받고 펀드는 다시 기업 B, C, D에 실시권을 설정하여 로열티를 지급받는 구조이다. 기업 A의 입장에서는 전용실시권 설정계약을 하고 향후 펀드가 만료될 시점에 지식재산권을 다시 회수할 수 있다. 이런 구조를 통해 기업 A입장에서는 보유 지식재산권의 일시적 매각대금을 기업운영자금으로 활용할 수 있고 재무적 투자자 입장에서는 기업 B, C, D로부터 일정한 로열티를 지급받아 투자이익을 얻을 수 있다. 전통자산과 비교하여 무형자산의 자산유동화 수익적 측면에서 비교하였을 때 지식재산의 실시료는 전통적인 자산에 비하여 그 실시료가 매출액 대비 발생한다는 점에서 수익수준이 높다.

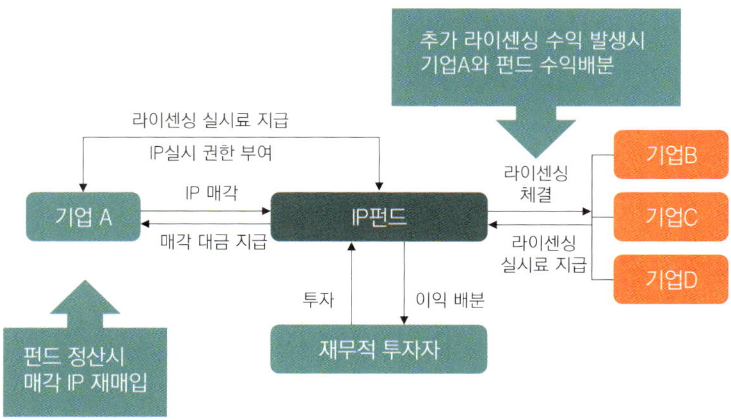

지식재산펀드 자산유동화 예시

기술기반창업에서 투자유치자료(IR)

IR자료는 투자자들과 관계를 맺기 위한 자료이다. 기술기반창업에서 흔히 하는 실수는 기술이 너무나 중요하다고 생각하기 때문에 기술을 중심으로 서술하는 것이다. 그러나 투자자들은 화려한 기술 자체보다는 시장의 문제가 무엇인지를 중요하게 생각한다. 투자자의 의사결정을 돕고 좋은 관계를 맺기 위해서는 투자자 관점에서 문제를 바라보고 커뮤니케이션하는 것이 중요하다. 스타트업 IR자료에서 필요한 핵심적인 내용은 다음과 같다.

투자유치자료의 주요 내용

주요 항목	내용
사업 아이디어 Business Idea	비즈니스모델의 핵심컨셉이 무엇인지 명확하고 이해하기 쉽게 표현 투자자의 호기심을 자극할 전체 비즈니스 모델을 최종소비자 관점에서 간결하게 제시
문제점 Unmet Needs	미충족수요를 고려하여 타겟 고객이 느끼는 가장 큰 불편함(Pain Point) 얼마나 심각한 문제이며 얼마나 많은 사람이 느끼는 고통인지 근거 제시 짧은 동영상이나 기사 자료는 공감을 얻는 데 도움
해결방법 Solution	사업아이디어가 타겟고객의 문제점을 어떤 방식으로 해소하는지 구체적으로 제시
시장규모 Market	사용화되었을 때 위치할 구체적인 시장규모를 세분화하여 제시 통계청이나 시장조사기관의 통계자료 등에 의해 뒷받침
경쟁자 Competitor	경쟁자를 비난하기보다는 다양한 형태의 포지셔닝맵을 활용하여 경쟁상황을 세밀하게 묘사하고 경쟁사의 구체적인 현황 정보 제공

차별화 전략 Differentiation	경쟁자들에 비해서 우리의 솔루션이 타겟고객의 니즈를 완벽하게 해결해줄 수 있다는 구체적인 방안과 근거 제시
팀 구성 Team	사업목표 달성에 걸맞은 경험이 충분한 팀원을 구성하여 열정적으로 진행하고 있음을 강조
수익모델 Revenue Model	사업아이디어에서 제시한 비즈니스모델에서 수익의 구체적인 원천에 대한 확신 제시하고 현실적인 목표 설정
재무계획 Financial Projection	비즈니스 모델이 작동하기 위해 얼마의 돈이 필요하며 어떻게 사용할지 얼마를 벌 수 있는지, 3개년도 예상 손익계산서 작성
향후계획 Milestone	사업아이템이 얼마나 큰 열매를 맺을 것인지 사업목표와 사업확장계획

최근 정부주도의 다양한 창업 지원자금 유치 시 차별화된 아이디어, 기술성, 사업성 등 평가지표들 중에 지식재산권 확보가 선정에 중요한 영향을 미친다. 이때 특허출원 시기도 정부지원을 위한 제안서의 타임라인과 전략적인 연동이 중요하다고 볼 수 있다. 나아가 다양한 금융 및 사업지원을 받을 수 있는 정부 또는 공공기관에서 제공하는 벤처기업인증이나 이노비즈 인증서 신청 시에 보유특허를 적절히 활용하면서 가산점의 혜택을 누릴 수 있다. 또한 조달청을 비롯한 정부기관 및 지자체의 사업입찰에 있어 보유특허의 활용범위는 점차 확대되는 추세이다. 따라서 특허경영의 관점에서 보다 시야를 넓혀 마케팅적으로 최대한 활용할 필요가 있다.

IR이나 과제평가에서 회사의 기술성을 입증하는 근거로 특허를 활용할 수 있다. 기술성을 효과적으로 어필하려면 제품-기술-특허로 이어지는 연결관계를 고려하는 것이 중요하다. 대개 명세서는 기술에 대한 상세한 설명이 청구항을 중심으로 기재되나 기술이 적용된 제품에 대한 반영은 불충분한 경우가 많다. 따라서 명세서에도 실시예를 풍부하게 기재하여 명세서를 작성하고 청구항의 내용도 제품과의 구체적인 연결성이 드러나도록 작성하는 것이 IR 시 도움이 된다. 특허의 핵심은 청구항이지만 발명의 명칭도 특허의 첫인상을 결정하기 때문에 중요하다. IR자료에는 대개 특허 등록번호와 명칭만 기입되는 경우가 많기 때문에 전략적으로 경쟁사와 차별성을 강조할 수 있는 발명의 명칭으로 기술력을 어필하는 것도 고려할 수 있다. 발명의 효과는 필수 기재사항이 아니어서 간결하게 작성하거나 생략하는 경우도 있는데, 기업의 기술 어필을 위해서 명세서와 실제 기술의 효과의 방향성 일치하도록 기재하는 것이 좋다. 청구항을 해석하는 것보다 도면을 보면 기술을 직관적으로 이해할 수 있기 때문에 매우 중요하다. 실시예를 표현한 도면, 구성을 특정하기 위한 블록도, 동작의 순서를 나타내는 순서도, 세부 특징을 설명하기 위한 세부 도면 등을 풍부하게 포함하는 것이 좋다. 이렇듯 IR자료에서는 기술의 우수성을 효과적으로 전달하기 위해 특허가 중요하므로 출원 시 전략적으로 작성하는 것이 필요하다.

국내외 헬스케어 투자환경과 병원기반 교수창업

바이오, 의료기기 등 헬스케어 분야는 급속한 고령화와 함께 건강에 대한 관심이 증가하면서 꾸준한 성장세를 지속하고 있어 유망 창업분야이자 투자처로 손꼽히고 있다. 특히 이러한 기대를 바탕으로 헬스케어 분야 창업기업을 전문적으로 육성하는 헬스케어 액셀러레이터도 활발한 활동을 이어가고 있다. Seed DB에 따르면 주요 헬스케어 액셀러레이터 업체로 Rock Health, Blueprint Health, Startup Health 등이 있으며 전 세계 200여 개, 북미지역에 100여 개의 액셀러레이팅 프로그램을 운영하고 있다. 이스라엘의 헬스케어 분야 창업기업 육성은 이스라엘 전역에 있는 수십 개의 헬스케어 특화 인큐베이터 운영을 통해 이루어지고 있다. 그러나 국내에서는 미국, 이스라엘 등에 비해 창업활동이나 벤처캐피탈(VC) 투자도 활성화되지 못한 실정이다. 특히 산업별 VC투자비중을 살펴보면 바이오 의료기기 등 헬스케어 분야에 대한 투자가 미국은 50%, 유럽은 60%대에 달하지만, 국내의 경우 최고 17.9%에 불과하는 등 투자가 저조한 실정이다.

미국의 헬스케어 창업은 최첨단 ICT기술을 활용한 디지털 헬스케어(Digital Healthcare) 부문을 중심으로 해당 분야의 창업 및 투자가 크게 증가하고 있다. 유전체 분석기술, 빅데이터 활용, 모바일앱, 웨어러블 기기나 IoT를 활용하는 기술 등 ICT융합 기반의 디지털 헬스 부문에서 다양한 기업들의 창업이 활발히 이루어지고 있다. 대표적인 기업으로 Heartflow(의료영상), Pendulum(마이크로바이옴), Alivecor(스마트 심전도) 등이 있다. 이스라엘의 경우 미국과 달리 디지털 헬스케어 부문이 활성화되기보다는 의료기기 분야가 강세를 보이고 있다. 대표적인 기업으로 Viz.AI(뇌졸중), AugMedics(외과수술가이드), Tyto Care(원격모니터링) 등이 있다. 인도의 경우 최근 높은 시장 성장성으로 각광을 받고 있으며 대표적인 기업으로 Portea(가정용 건강관리), Lybrate(원격의료), HealthyfyMe(행동교정) 등이 있다. 국내 헬스케어 분야의 창업기업 숫자는 지속적으로 증가하고 있으나 전체 활동기업 중 창업기업의 비율을 나타내는 창업률을 7%대로 정체 중에 있다.

이렇듯 국내 헬스케어 분야에 대한 특화된 정부 지원책의 부재, 저조한 VC투자, 민간 스타트업 액셀러레이터의 부재 등에도 불구하고 새로운 유형의 의사창업, 교수창업 사례가 꾸준히 증가하고 있다. 1990년대 후반부터 최근까지 200여 개의 기업이 국내 병원발 창업으로 알려져 있다. (별첨 2. 병원기반 교수창업기업 현황) 병원 기반 교수창업의 강점으로는 진료현장의 미충족 수요를 잘 가장 잘 파악하고 있다는 점이다. 의사들은 최종사용자이기 때문에 기술에 대한 전문성을 갖고 있다. 의료기기 및 바이오 기술 분야는 높은 기술수준과 전문성을 요구하기 때문에 의사창업은 초기 수요 파악과 경쟁력 확보에 도움이 된다. 또한 사용자집단에 대한 감각과 영향력, 산학연 네트워크를 보유하고 있다는 점도 큰 강점이다.

병원기반 교수창업에도 다양한 단점이 존재한다. 대부분의 의사들은 모험보다는 안정을 추구하는 성향이 있기 때문에 창업에 적합하지 않을 수 있다. 특히 많은 경우 병원에서 갑의 위치에서 살아와서 대표직분에 대한 이해가 부족한 경우가 태반이다. 회사를 연구실처럼 운영하려는 경향이 있다. 대부분 교수직을 유지하면서 회사를 경영하기 때문에 파트타임 대표라는 근원적 한계도 존재한다. 교수창업기업 특히 병원내 창업에 대한 투자시장의 평가는 변화하고 있다. 초창기에는 연구역량과 신뢰자산을 바탕으로 한 묻지마 투자 행태가 있었다면 최근에는 향후 시장성과 성장성에 대한 냉정한 시선도 존재하는 편이다.

연도별 병원발 창업 및 투자유치 추이

년도	창업기업 수	투자유치 기업	투자유치 기업의 누적 투자유치액(억 원)
~1999	4	0	0
2000	10	1	412.0
2001	7	0	0
2002	8	0	0
2003	4	0	0
2004	1	0	0
2005	2	0	0
2006	2	0	0
2007	3	1	65.0
2009	6	1	32.5
2010	5	2	397.0
2011	8	2	248.0
2012	8	4	820.0
2013	8	3	1,432.5
2014	9	4	487.0
2015	13	5	1,636.6
2016	46	14	1,518.5
2017	29	13	1,783.0
2018	37	16	3,054.1
2019	34	9	736.0
2020	35	7	480.0
2021	19	3	45.0
2022	15	0	0
미확인	1	0	0
총합계	**314**	**85**	**13,147.2**

자료제공: 과학기술정책연구원 김석관 박사

미국 대학 창업교육 프로그램과 교수창업 지원 정책

교수창업에는 창업자(교수) 주도 모델과 벤처캐피탈(VC) 주도 모델이 있다. 우리나라는 주로 창업자주도 모델이 발달되어 있는데, 교수가 창업자로서 대주주이자 대표이사를 겸직하며 위험감수를 직접 담당하게 된다. 따라서 교육과 연구에 지장이 발생할 수 있고 교수창업이 확대되는 데 어려움이 있다. 이에 반해 미국은 VC주도 모델이 발달되어 있어 창업자는 소수의 지분만을 가지며 위험부담을 지지 않기 때문에 교수의 본업에 충실하면서 연쇄창업도 가능한 구조이다. 미국 교수창업의 대표적인 성공사례로 MIT의 로버트 랭거 교수를 들 수 있다. 랭거 교수는 모더나(Moderna)를 비롯한 40여 개 이상의 스타트업 창업에 참여한 것으로 유명하다. MIT 출신이 창업한 기업은 25,800개로 매출은 최소 2조 달러를 웃도는 것으로 알려져 있다. 스탠퍼드 대학의 경우 170개가 넘는 교내 창업기업의 주식지분을 갖고 있으며 동문들이 영위하는 기업은 39,900개로 이들 기업의 연간 매출액은 3,000조 원에 이른다고 알려져 있다. 이러한 성공사례는 캠퍼스

창업의 롤모델을 목격하는 교수와 학생들의 학습욕구를 자극하여 창업을 시작할 수 있도록 독려하고 대학은 초기투자로 확보한 지분을 매각해 차세대 인재육성을 위한 재원을 마련하고 재투자하여 창업이 더욱 활성화하는 선순환의 고리를 형성하게 된다.

미국의 대학, 연구기관에서 기술개발을 이끌고 성장하는 스타트업을 육성하기 위해 혁신을 최우선 순위로 고려한다. 미국 대학의 창업에 대한 교육, 즉 기업가정신(Enterpreneuship) 교육은 길다. 창업과목은 1958년 MIT에서 처음 도입되었으며 기업가정신에 대한 학부전공은 1968년 밥슨 대학에서 최초로 설치하였으며, 1980년대에는 200여 개 대학에서 기업가정신 교과목을 개설하였는데 2000년대 이후에는 2,300여 개 대학으로 확대되어 창업교육이 대학에서 자리 잡고 보편화되었다. 미국 전역의 170여 개 전문대학에서도 대형 연구중심대학의 프로그램과 동일한 형태로 창업 프로그램을 운영하고 있다. 잘 알려져 있는 대학 창업 지원 프로그램으로 MIT의 Martin Trust Center for MIT Enterpreneurship, 하버드의 Venture Incubation Program(VIP), 시카고대학의 Polsky Center for Enterpreneurship & Innovation, 스탠퍼드의 Center for Enterpreneurial Studies(CES) 등이 있다. MIT 마틴 트러스트센터의 창업 프로그램은 다수 기업의 후원을 받고 있으며 정규 교과목 외에도 MIT $100K와 같은 경진대회와 MIT Sloan Healthcare Club 등의 소규모 클럽들, 벤처 멘토링 서비스(VMS)를 지원하고 있다. 하버드의 대표적 벤처 육성 프로그램인 VIP는 12주에 걸친 교육과정뿐 아니라 멘토링, 네트워킹, 데모데이(demo Day) 참여로 구성되며 VIP+로 이어지는 단계별

지원 프로그램을 특징으로 한다. 시카고대의 폴스키 센터는 경영대학 내에 설립된 센터로 이론적 교육뿐 아니라 연구, 멘토링, 전문가커뮤니티, 국제 네트워크 구축 등의 기능을 수행하며 New Venture Challenge 등 각종 창업 경진대회가 잘 조직되어 있다. 스탠퍼드의 창업보육 정책은 학제로 정착되어 있으며 CES를 중심으로 창업교육을 실시하고 있다. CES의 교육프로그램에는 경영대학원, 교육대학원, 공학부, 의학부, 로스쿨, 지구과학, 인문과학부가 함께 참여하여 학교의 인프라 역량을 최대한 활용하고 있으며 BASES Challenge라는 경진대회를 운영하고 있다. 프린스턴대학은 교내 창업생태계를 구축하기 위해 Princeton Enterpreneurship Council (PEC)을 설립하여 2억 달러의 외부 투자금을 모았고 15,000명 이상을 상담하여 창업열기를 끌어올리고 있다. 이렇듯 미국 대학의 교육과정은 교육과 창업이 연결되는 선순환 구조를 추구하고 있으며 미국의 새로운 성장동력을 개척하는 데 일조하고 있다.

북미 대부분 대학들은 교수창업에 대한 특별한 휴직조항 없이 일반휴직에 준하여 허가하고 있다. 일반적으로 1~2학기의 휴직을 학장 승인 아래 허가하며 카네기멜론 대학교는 최대 2년까지 휴직이 가능하다. 스타트업에서 직위 및 겸직에 대해서 대부분 대학들은 성실의무상충(COC, Conflict of Commitment) 문제로 대표이사와 같은 상임 임원 겸직을 금지하거나 제한하고 있으며 기술자문 등 비상임 직무 참여만 허용한다. 컬럼비아, 프린스턴, 펜실바니아 대학 등의 기관은 명확한 규정은 없으나 외부겸직에 대해 일주일에 하루 이내로 제한하여 실질적인 상임위원 활동이 어렵다. 교직원 창업으로 인한 성실의무 및 이해상충 관계에서 대학에서의 연구와 교육의무를 우선할 것을 규정하고 있다(별첨 3 미국 주요 대학의 교직원 스타트업 창업 규정).

창업으로 인해 예상되는 이해상충에 대해서 각 대학의 연구윤리위원회나 소속학과에 사전공시 및 승인이 요구된다. 일리노이 대학교는 스타트업 활동으로 발생할 수 있는 모든 이해상충에 대해서 온라인에 공시하고 이에 대한 관리계획을 소속 학장에게 사전에 승인을 받아야 한다. 남가주대는 창업으로 인해 예상되는 이해상충 및 이에 대한 대응 방안들을 이해상충위원회(PCRC, Professional Conflict Review Committee)에 사전승인받아야 한다. 교수진에 비해 상대적으로 약자인 학생들을 이해상충에서 보호하기 위해 스타트업에서 학생고용을 규제하고 있으며 이와 관련한 휴학, 연구 성과물 귀속, 참여형태, 임금 등에 대해서 명확하게 명시할 것이 요구된다. 학내 시설 및 장비 사용도 이해상충 관계의 연장선에서 엄격하게 규제하고 있으며 스타트업 공간과 교육 및 연구 공간을 분리하도록 한다. 대부분 대학에서 스타트업에 대한 시설과 장비지원은 별도의 인큐베이터 및 연구원들을 통해 이루어진다. 연방과제 또는 예산지원을 통한 연구성과와 설비 및 장비를 개인적인 스타트업 활동을 위해 전용하는 것을 엄격하게 규제한다. 일리노이대학은 학내 연구공간(Research Park)에서 초기 단계의 입주 스타트업에게 시설 및 공간을 제공하고 있다. 샌디에이고 캘리포니아대학에서는 캠퍼스의 신생기업의 수준을 향상시키고 지역 내에 투자자나 기업들과 연계를 강화할 수 있도록 Von Liebig센터와 같은 개념증명(POC, Proof of Concept)센터를 운영하고 있다.

대학내 교수창업 스타트업의 사업화지원 및 지식재산권 관리는 별도의 관리조직(TLO, Technology Licensing Office)을 통해서 수행하고 있다. 대부분 기관들이 스타트업의 사업화에 대해 라이센싱, 로열티지급, 지분참여 등의 옵션을 제공한다. 조지아텍은 스타트업의 학내 지식재산권의 상업화를 Georgia Tech Research Corporation에 의해 진행하며 Flashpoint라는 스타트업 액셀러레이터를 운영한다. 컬럼비아대의 경우 Columbia Technology Ventures가 컬럼비아대의 기술 권리와 창업 활동, 외부 산업협력을 담당한다. 피츠버그대학교의 TLO에서는 지식재산권 보호, 라이선스에 이르는 사업화 프로세스의 각 단계를 수행하며 교수 연구자 교육과 동기부여를 목표로 매년 7주 과정의 프로그램을 운영한다. 버지니아대 의과대학은 혁신 및 기업가정신 활동을 승진 및 정년보장 심사기준(tenure criteria)으로 포함하여 지식재산권, 기술관련 라이선스 계약 등에 대한 기여도를 제출하도록 하였다. 네브레스카대 의과대학은 사업기획, 신생기업 창출, 기술라이센스 계약 등을 위해 Enterpreneur in-residence프로그램을 운영하고 있다. 캘리포니아 공과대학은 산업계와의 원활할 교류협력을 위해 교수진, 앤젤투자자 및 벤처투자자를 위한 네트워킹 행사를 주관한다. 유타주립대학의 Commercial Enterprise 내의 지식재산서비스 부서에서 지식재산을 관리, 보호할 수 있도록 지원한다.

미국의 주요 대학들은 기초과학 연구에 대한 학문적 자부심도 크지만 기술을 통해 세상을 변화시키려는 의지도 매우 크다. 미국 대학의 창업지원 프로그램 및 교수창업 제도가 많은 장점을 갖고 있으나 우리나라의 대학 제도나 스타트업 생태계의 특성 차이가 있으므로 장기적인 관점에서 실현 가능한 대안을 찾아가는 것이 필요하다.

미니 인터뷰

조지아텍 의공학과 여운홍 교수

Q1 창업 회사에 대한 간단한 소개를 부탁드립니다.

My company's name is Wis Medical, Inc. where we develop wearable healthcare solutions for disease diagnosis. Our key technology advancements include a nanostructured sensor that offers high-quality detection of physiological signals on the skin with minimized motion artifact and a low-profile integrated wearable system providing multi-modal signal detection with one device.

Q2 미국 대학교수로서 창업을 결심한 계기가 있다면?

As an engineer, I have always wanted to contribute directly to society, especially in human healthcare. Since I am developing sensor technologies, it was a natural direction for me to commercialize my technology for making medical devices to help people.

Q3 대학 차원에서 창업을 지원해주는 제도적 여건들에는 어떤 것들이 있는지요?

Georgia Tech, one of the premier research universities in the US, has many startup support programs, including seed grants, consulting, matchmaking, and investment. They want us to be successful because it will benefit the university by promoting research impact and returning revenue.

Q4 미국은 창업에 좋은 여건으로 알려져 있지만 그럼에도 현실적으로 어려운 부분들은 어떤 것들이 있는지요?

Considering our medical devices, there are still many layers to overcome to see our device in the market regarding FDA clearance. This process requires a lot of time and money since the clinical study and GMP manufacturing of devices are still very costly in the US.

Q5 창업에 관심이 있는 한국의 연구자분들께 조언이나 덕담이 있다면?

I want to say, ‘be persistent and believe in your passion.’ It will not be easy, especially for you as a researcher, since business is not research. Also, remember to find great partners who value your technology and believe in your vision.

참고자료

1. 기술분야별 심사실무가이드 (특허청 2023)
2. 4차산업혁명 관련기술 특허 통계집 (특허청 2020)
3. 국제특허분쟁대응 표준매뉴얼 (한국전자정보통신산업진흥회 2018)
4. 산업핵심 전략기술별TRL 평가지표 (한국산업기술진흥원 2023)
5. 의료인공지능의 활용분야 및 기술동향 (정보통신기획평가원 2023)
6. 산학연협력기술지주회사 운영현황 조사보고서 (한국기술지주회사협회 2023)
7. 바이오 스타트업 육성 방안 (국가과학기술자문회의 2016)
8. 디지털 바이오 시대, 애자일 거버넌스 기반 R&D체계 구축을 위한 제언 (국가생명공학정책연구센터 2023)
9. 과학기술자를 위한 특허정보핸드북 (한국지식재산연구원 2008)
10. 공공 기술이전 및 사업화를 위한 기술이전 접근방법 (과학기술사업화진흥원 2023)
11. 기술사업화, 희망을 만드는 사람들의 이야기 (한국연구재단 2014)
12. TLO역할을 중심으로 한 기술사업화 성과제고 및 스케일업 방안 연구 (한국과학기술기획평가원 2023)
13. 대학 창의적 자산기반 창업 길잡이 (교육부, 한국연구재단 2016)
14. 바이오 제약산업 발전을 위한 비교법적 연구 (한국법제연구원 2008)
15. 개방형 혁신 환경에서의 R&D협력 활성화 방안 (교육과학기술부 2010)
16. 한국과 미국의 교수 창업 제도 비교와 시사점 (과학기술정책연구원 2022)
17. 미국 주요대학들의 창업 프로그램 분석 (한국벤처창업학회 2015)
18. 미국 대학의 혁신 및 창업 정책 변화 (한국과학기술기획평가원 2016)
19. Patent Strategies of Startup Company (Stanford Law School 2015)
20. Intellectual Property Law360 (Cherwek v. Aspect Medical Systems Inc. et al. 09-4289, Baxter Healthcare Corp et al. vs. Minrad Inc. 1:09-cv-00582, Apple Inc. v. International Trade Commission, 24-1285, Merck Sharp & Dohme B.V. v. Aurobindo Pharma USA Inc., 23-2254, BSC et al. v. Medtronic Inc. et al., 6:08-cv-00320)

별첨 1. 산학연협력기술지주회사 설립운영 현황 (2021.12.31. 기준)

	회사명	설립유형[1]	설립인가연월
1	한양대학교 기술지주회사㈜	단독	'08년 07월
2	서울대학교 기술지주 주식회사	단독	'08년 10월
3	삼육대학교기술지주주식회사	단독	'08년 10월
4	서강대학교 기술지주 주식회사[2]	단독	'09년 01월
5	경희대학교기술지주 주식회사	단독	'09년 04월
6	㈜강원지역대학연합기술지주회사	공동	'09년 04월
7	고려대학교 기술지주㈜	공동	'09년 08월
8	인천대학교 기술지주㈜	단독	'09년 11월
9	동국대학교기술지주주식회사	단독	'10년 02월
10	부산대학교기술지주 주식회사	단독	'10년 02월
11	주식회사 단국대학교기술지주회사	단독	'10년 09월
12	동신대학교 기술지주회사㈜	단독	'10년 09월
13	조선대학교기술지주 주식회사	단독	'10년 10월
14	전남대학교기술지주회사 주식회사	단독	'11년 04월
15	연세대학교기술지주 주식회사	공동	'11년 04월
16	주식회사 전북지역대학연합기술지주회사	공동	'11년 04월
17	가톨릭대학교 기술지주 주식회사	단독	'12년 04월
18	세종대학교기술지주 주식회사	단독	'12년 04월
19	동아대학교기술지주 주식회사	단독	'12년 04월
20	성균관대학교기술지주 주식회사	단독	'12년 04월
21	포항공과대학교 기술지주 주식회사	단독	'12년 04월
22	울산대학교기술지주주식회사	단독	'12년 07월

[1] 단독: 단일 대학 산학협력단 단독 설립 / 공동: 단일 대학 산학협력단 외 학교법인, 다수 대학의 산학협력단 등이 공동 설립

[2] 서강대학교 기술지주회사: 서강대학교 산학협력단이 단독설립 후 학교법인이 유상증자함에 따라 설립 기준으로 단독으로 분류됨

23	제주대학교기술지주주식회사	단독	'12년 07월
24	경북대학교기술지주 주식회사	단독	'13년 06월
25	한양대학교에리카기술지주 주식회사	단독	'13년 06월
26	한남대학교기술지주회사 주식회사	단독	'13년 08월
27	중앙대학교기술지주㈜	단독	'13년 12월
28	건국대학교기술지주 주식회사	단독	'13년 12월
29	한밭대학교기술지주㈜	단독	'13년 12월
30	㈜한국산업기술대학교 기술지주회사	단독	'13년 12월
31	㈜부경대학교 기술지주회사	단독	'13년 12월
32	주식회사 순천향대학교기술지주회사	단독	'14년 06월
33	㈜강원대학교기술지주회사	단독	'14년 06월
34	한국해양대학교 기술지주 주식회사	단독	'14년 11월
35	주식회사 대경지역 대학 공동기술지주	공동	'14년 11월
36	부산지역대학연합기술지주㈜	공동	'15년 08월
37	주식회사 명지대학교 기술지주회사	단독	'16년 01월
38	충북대학교기술지주 주식회사	단독	'16년 01월
39	한경대학교기술지주 주식회사	단독	'16년 01월
40	한국기술교육대학교기술지주㈜	단독	'16년 01월
41	경상대학교기술지주 주식회사	단독	'16년 06월
42	선문대기술지주 주식회사	단독	'16년 06월
43	세한대학교 기술지주 주식회사	단독	'16년 06월
44	숙명여자대학교기술지주 주식회사	단독	'16년 06월
45	이화여자대학교기술지주 주식회사	단독	'16년 06월
46	주식회사 엔포유대학연합기술지주회사	공동	'16년 06월
47	㈜광주지역대학연합기술지주	공동	'16년 09월
48	안국예술종합대학교 기술지주회사	단독	'17년 03월
49	충남대학교 기술지주 주식회사	단독	'17년 03월
50	가천대학교기술지주 주식회사	단독	'17년 03월
51	공주대학교 기술지주회사㈜	단독	'17년 03월
52	대전대학교 기술지주㈜	단독	'17년 06월
53	한국교통대학교기술지주 주식회사	단독	'17년 06월
54	가톨릭관동대학교 기술지주㈜	단독	'17년 06월
55	대구대학교 기술지주 주식회사	단독	'17년 09월

56	㈜대구한의대학교기술지주	단독	'17년 09월
57	숭실대학교기술지주 주식회사	단독	'17년 09월
58	서울시립대학교기술지주 주식회사	단독	'17년 12월
59	인하대학교 기술지주 주식회사	단독	'17년 12월
60	주식회사 호서대학교기술지주회사	단독	'17년 12월
61	주식회사 포항연합기술지주	공동	'17년 12월
62	창원대학교 기술지주㈜	단독	'18년 06월
63	주식회사 서울과학기술대학교기술지주	단독	'18년 06월
64	주식회사 국민대학교기술지주	단독	'18년 06월
65	주식회사 군산대학교 기술지주	단독	'18년 09월
66	인제대학교 기술지주 주식회사	단독	'18년 09월
67	주식회사 전남지역대학연합 창업기술지주	공동	'18년 09월
68	주식회사 전북대학교 기술지주회사	단독	'18년 12월
69	광운대학교 기술지주 주식회사	단독	'19년 03월
70	㈜전주대학교 기술지주회사	단독	'19년 07월
71	영남대학교 기술지주회사	단독	'20년 07월
72	한림대학교 기술지주회사	단독	'20년 07월
73	제주한라대학교 기술지주회사	단독	'20년 08월
74	동의대학교 기술지주 주식회사	단독	'20년 12월
75	순천대학교기술지주 주식회사	단독	'20년 12월
76	아주대학교기술지주 주식회사	단독	'21년 07월
77	주식회사 연세대학교 바이오헬스기술지주회사	단독	'21년 07월

출처: 산학연협력기술지주회사 운영현황 조사보고서(한국연구재단 2022)

별첨 2. 병원기반 교수창업기업 현황 (2022년말 기준)

연번	배태조직	정식기업명	창립년도	현 대표자	창업자 전공	산업분류
1	가천대 길병원	G메디텍 (구.길메디텍)	2016	김선태	이비인후과	의료기기
2	가천대 길병원	루다큐어㈜	2018	김용호	신경생리학	제약
3	가천대 길병원	오큐라이트	2017	남동흔	안과	의료기기
4	가천대 길병원	㈜유에프유헬스	2019	정경진	비뇨기과	의료기기
5	가천대 길병원	이뮤노포지㈜	2017	안성민	종양내과	제약
6	가천대 길병원	㈜카이미	2020	정준원	소화기내과	의료기기
7	가천대 길병원	㈜휴런	2017	신동훈	신경과	의료기기
8	가톨릭대학교 성모병원	㈜메디스태프	2016	기동훈	응급의학과	헬스케어
9	가톨릭대학교 성모병원	메디칸㈜	2001	이희영	성형외과	헬스케어
10	가톨릭대학교 성모병원	바이젠셀㈜	2013	김태규	미생물학	제약
11	가톨릭대학교 성모병원	㈜아이쿱	2011	조재형	내분비내과	헬스케어
12	가톨릭대학교 성모병원	입셀	2016	주지현	류마티스내과	제약
13	건국대학교병원	㈜케이에스비튜젠	2020	김보경	생리학교실	제약
14	경북대학교병원	㈜디앤피바이오텍	2006	이명훈	미확인	의료기기
15	경북대학교병원	㈜루비크라운	2012	김영미	미확인	화장품
16	경북대학교병원	㈜아스트로젠	2017	황수경	소아신경과	제약
17	경북대학교병원	㈜아이엠투지	2016	신현구	미확인	의료기기
18	경북대학교병원	㈜에어스	2020	정상현	의공학과	의료기기
19	경북대학교병원	㈜바이오잉크솔루션	2018	서장수	진단검사의학과	의료기기
20	경북대학교병원	㈜이롭	2018	박준석	외과	의료기기
21	경북대학교병원	㈜케이원메디텍	2017	구성득	기계공학	의료기기

22	경북대학교병원	㈜트리코진	2000	김정철	면역학	화장품
23	경북대학교병원	㈜파인메딕스	2009	전성우	소화기내과	의료기기
24	경상국립대병원	㈜디보	2019	강양제	정형외과	헬스케어
25	경희대병원	㈜씨에이빔텍	2017	류제황	의공학교실	의료기기
26	고려대학교 구로병원	㈜오토로직스	2018	송재준	이비인후과	의료기기
27	고려대학교 구로병원	㈜메디아이오티	2020	송해룡	정형외과	의료기기
28	고려대학교 구로병원	㈜셀버틱스	2017	서홍석	순환기내과	제약
29	고려대학교 구로병원	엠엔비메디텍㈜	2016	조금준	산부인가	의료기기
30	고려대학교 구로병원	㈜오스힐	2014	송해룡, 양영상	정형외과	의료기기
31	고려대학교 구로병원	㈜테라캔	2017	서재홍	혈액종양내과	제약
32	고려대학교 구로병원	㈜헤지호그	2018	오상철	혈액종양내과	제약
33	고려대학교 구로병원	㈜내추럴포레스트	2016	김현동	미확인	화장품
34	고려대학교 구로병원	㈜뉴라클사이언스	2015	성재영	의과학과	제약
35	고려대학교 안암병원	마이오텍사이언스㈜	2019	김현수	해부학	제약
36	고려대학교 안암병원	㈜바이오젠텍	2015	임채승	진단검사의학과	헬스케어
37	고려대학교 안암병원	㈜아라레연구소	2016	이학재	방사선영상학	의료기기
38	고려대학교 안암병원	엑츠생명기술	2012	윤원석	알레르기	화장품
39	고려대학교 안암병원	㈜좋은운동장	2019	이민구	생리학과	의료기기
40	고려대학교 안암병원	㈜휴니버스	2019	이상헌	재활의학과	헬스케어
41	고려대학교 안암병원	㈜휴서카디안	2020	김린	정신건강의학과	헬스케어
42	고려대학교 안암병원	㈜휴스파인	2018	오세준	재활의학과	의료기기
43	단국대학교병원	㈜나비바이오텍	2009	고정문	생물학	지원 서비스

44	단국대학교병원	㈜노아 바이오텍	2005	손중호	미확인	농업
45	단국대학교병원	㈜와이어젠	2017	현정근	재활의학과	의료기기
46	동국대학교병원	에이치엘비셀㈜	2009	이두훈	의생명공학과	제약
47	부산대학교병원	GenomicWorks	2011	이선우	분자생물학	지원 서비스
48	부산대학교병원	㈜에덴룩스	2016	박성용	의과대학	의료기기
49	부산대학교병원	㈜피글	2014	김규천	치의학과	의료기기
50	분당서울대학교병원	㈜디딤	2017	박문석	정형외과	헬스케어
51	분당서울대학교병원	㈜디시젠	2017	신희철	외과	의료기기
52	분당서울대학교병원	㈜바이오뉴트리온	2020	김주영	가정의학과	식품
53	분당서울대학교병원	㈜바이오뱅크힐링	2016	이동호	소화기내과	제약
54	분당서울대학교병원	주식회사 벨라바이오	2021	허창훈	피부과	의료기기
55	분당서울대학교병원	㈜실버라이닝메디컬	2021	김형호	외과	의료기기
56	분당서울대학교병원	㈜아이엠지티	2010	이학종	영상의학과	의료기기
57	분당서울대학교병원	㈜알에스리햅	2019	류주석	재활의학과	헬스케어
58	분당서울대학교병원	주식회사 알피	2021	김중희	응급의학과	진단
59	분당서울대학교병원	㈜에이치앤바이오	2018	허찬영	성형외과	의료기기
60	분당서울대학교병원	㈜오스펌	2018	허찬영	성형외과	의료기기
61	분당서울대학교병원	㈜웰스킨	2000	박경찬	피부과	화장품
62	분당서울대학교병원	주식회사 탈로스	2021	김택균	신경외과	헬스케어
63	분당서울대학교병원	㈜테트라시그넘	2019	전상훈	흉부외과	헬스케어
64	분당서울대학교병원	㈜페인앤바이오	2020	이평복	마취통증의학과	의료기기
65	분당서울대학교병원	㈜프로카젠	2018	변석수	비뇨기과	의료기기
66	분당서울대학교병원	플랜비포유 주식회사	2021	김기웅	정신건강의학과	의료기기
67	삼성서울병원	㈜나노맥	2019	최준호	내분비외과	의료기기
68	삼성서울병원	㈜마이크로르트	2019	한종철	안과	의료기기
69	삼성서울병원	㈜메디크리니아	2018	하철원	정형외과	제약
70	삼성서울병원	㈜메디트릭스	2022	전홍진	정신건강의학과	의료기기
71	삼성서울병원	메타메디슨㈜	2021	조양현	심장외과	의료기기
72	삼성서울병원	㈜뷰브레인헬스케어	2022	서상원, 김재학	신경과	의료기기
73	삼성서울병원	㈜에스엔이바이오	2019	방오영	신경과	제약
74	삼성서울병원	㈜에임드바이오	2018	박재찬, 허남구	신경외과	제약

75	삼성서울병원	이엔셀㈜	2018	장종욱	미확인	제약
76	삼성서울병원	지니너스㈜	2018	박웅양	분자세포생물학	진단
77	서울대학교병원	㈜SNUH Venture	2015	김희찬	의공학과	헬스케어
78	서울대학교병원	㈜네오리젠바이오텍	2016	서정민	식품공학과	제약
79	서울대학교병원	㈜네오진팜	2019	김효수	미확인	제약
80	서울대학교병원	루먼랩	2021	임재현	의료정보학	헬스케어
81	서울대학교병원	메디컬아이피㈜	2015	박상준	방사선 응용생명과학	헬스케어
82	서울대학교병원	㈜메타젠바이오	2015	안광성	암연구소	지원 서비스
83	서울대학교병원	㈜몰림	2022	박현수	핵의학과	의료기기
84	서울대학교병원	㈜바이오메듀스	2017	김종원	의공학과	헬스케어
85	서울대학교병원	방앤옥컨설팅	2020	방영주	위암	헬스케어
86	서울대학교병원	사피엔메드㈜	2020	오승준	비뇨기과	의료기기
87	서울대학교병원	㈜세닉스바이오테크	2016	이승훈	신경과	제약
88	서울대학교병원	㈜셀러스	2020	조선욱, 김성근	내분비내과	제약
89	서울대학교병원	㈜아워랩	2018	신현우	이비인후과	의료기기
90	서울대학교병원	㈜아이메디신	2012	강승완	가정의학과	헬스케어
91	서울대학교병원	에버엑스㈜	2019	윤찬	의학과	헬스케어
92	서울대학교병원	㈜에임즈	2018	김융언	미확인	의료기기
93	서울대학교병원	㈜이지케어텍	2001	위원량	미확인	헬스케어
94	서울대학교병원	인더스마트㈜	2015	이충희	바이오엔지니어링	의료기기
95	서울대학교병원	자이메드㈜	2020	박상민	가정의학과	의료기기
96	서울대학교병원	㈜정진호이펙트	2013	정진호	피부과	화장품
97	서울대학교병원	㈜지놈앤컴퍼니	2015	배지수, 박한수, 서영진	정신건강의학과	제약
98	서울대학교병원	㈜지놈오피니언	2017	고영일	암센터	의료기기
99	서울대학교병원	㈜지플러스생명과학	2014	최성화	생화학	제약
100	서울대학교병원	㈜킴셀앤진	2020	김효수	미확인	제약
101	서울대학교병원	㈜테코자임	2016	남윤	치의예과	헬스케어
102	서울대학교병원	㈜파프리카랩	2019	김정인, 박종민, 우홍균	방사선종양학과	의료기기

103	서울대학교병원	㈜포트래이	2021	이대승	안과	의료기기
104	서울대학교병원	㈜포티파이	2020	문우리	정신건강의학과	헬스케어
105	서울대학교병원	㈜헬스브리즈	2009	정희두	외과	헬스케어
106	서울아산병원	㈜네오젠티씨	2020	이희진	병리과	제약
107	서울아산병원	㈜뉴냅스	2017	강동화	신경과	의료기기
108	서울아산병원	㈜디앤라이프	2022	김태원	종양내과	헬스케어
109	서울아산병원	㈜시그널하우스	2021	김성훈	마취통증의학과	의료기기
110	서울아산병원	㈜아델	2016	윤승용	의과대학	제약
111	서울아산병원	애니메디솔루션㈜	2016	김국배	융합의학과	의료기기
112	서울아산병원	㈜에디스바이오텍	2016	명승재	소화기내과	제약
113	서울아산병원	㈜엘엔로보틱스	2019	최재순, 배성한	융합의학과	의료기기
114	서울아산병원	㈜온코클루	2021	장세진	병리과	지원 서비스
115	서울아산병원	웰마커바이오㈜	2016	진동훈	융합의학과	제약
116	서울아산병원	㈜테라노비스	2021	김상엽	융합의학과	진단
117	서울아산병원	㈜트라이얼인 포매틱스	2021	김경원	영상의학과	헬스케어
118	서울아산병원	㈜프로큐라티오	2018	최창민	호흡기내과	미확인
119	서울아산병원	㈜피알비	2021	이상욱	방사선종양학과	진단
120	세브란스병원	S-Scientific (법인설립전/가칭)	2020	최영식, 조시현	산부인과	미확인
121	세브란스병원	XACTUS Onco	2022	신상준	내과	미확인
122	세브란스병원	㈜넥시온바이오텍	2020	서정택	구강생물학교실	미확인
123	세브란스병원	㈜노보믹스	2010	허용민	영상의학과	의료기기
124	세브란스병원	㈜다안바이오테라퓨틱스	2020	조병철	내과	미확인
125	세브란스병원	닥터초이스코리아	2016	최종훈	구강내과	의료기기
126	세브란스병원	데이츠바이오㈜	2022	송재진	의생명과학부	미확인
127	세브란스병원	㈜듀바이오	2020	전경희	생화학분자 생물학교실	미확인
128	세브란스병원	㈜디엑솜	2017	최종락	진단검사의학과	의료기기
129	세브란스병원	㈜라이조테크	2019	아명식	의생명과학부	미확인
130	세브란스병원	㈜마이크로 바이오틱스	2016	용동은	진단검사의학과	제약
131	세브란스병원	㈜마인즈에이아이	2019	석정호	정신건강의학과	미확인

132	세브란스병원	㈜매직불릿테라퓨틱스	2022	심태보	의생명과학부	미확인
133	세브란스병원	㈜메디코스바이오텍	2018	유원민	성형외과	화장품
134	세브란스병원	몽가타㈜	2014	정태현	미확인	의료기기
135	세브란스병원	㈜바라바이오	2020	안철우	내과	미확인
136	세브란스병원	㈜바이오미	2020	윤상선	미생물학	미확인
137	세브란스병원	비엔에이치리서치	2016	정승수	생리학과	제약
138	세브란스병원	㈜비엔제이바이오사이언스	2021	동재준	가정의학과	미확인
139	세브란스병원	㈜아이앤큐어	2020	김민, 최웅락	안과	미확인
140	세브란스병원	㈜애이마	2021	손주혁	종양내과	의료기기
141	세브란스병원	㈜에버트라이	2022	신재용	예방약학	미확인
142	세브란스병원	㈜에스바이오메딕스	2018	김동욱	생리학과	미확인
143	세브란스병원	㈜에스앤와이이노베이션	2016	이성	신경외과	의료기기
144	세브란스병원	에이알에이㈜	2022	김동욱	방사선종양학과	미확인
145	세브란스병원	㈜에이치바이오	2021	하윤	신경외과	의료기기
146	세브란스병원	㈜엠이티라이프사이언스	2018	육종인	구강병리학	제약
147	세브란스병원	㈜온코소프트	2019	김진성	방사선종양학과	미확인
148	세브란스병원	㈜온택트헬스	2020	장혁재	내과	미확인
149	세브란스병원	㈜와이즈메디컬	2020	윤인식	성형외과	미확인
150	세브란스병원	이에스헬스케어	2022	김형식	정형외과	미확인
151	세브란스병원	㈜지노믹트리	2000	안성환	암센터	지원 서비스
152	세브란스병원	㈜카리스바이오	2020	윤영섭	의생명과학부	미확인
153	세브란스병원	코웰바이오다임㈜	2018	송시영	내과	미확인
154	세브란스병원	쿨랩	2016	신현한	정신건강의학과	의료기기
155	세브란스병원	㈜큐어틱스	2018	김범석	내과	미확인
156	세브란스병원	㈜티엠디렙	2022	성학준	의학공학교실	미확인
157	세브란스병원	㈜팬토믹스	2019	최병욱	영상의학과	헬스케어
158	세브란스병원	㈜플코스킨	2017	백우열	성형외과	의료기기
159	세브란스병원	㈜휴톰	2017	형우진	위장관외과	의료기기
160	세브란스병원	㈜힐링페이퍼	2012	홍승일	미확인	헬스케어

161	순천향대학교병원	Ex Lumina Therapeutics & Technology	2019	박태관	안과	제약
162	순천향대학교병원	㈜네이쳐프러스	2000	김종철	미확인	화장품
163	아주대학교병원	㈜골다공인공지능	2022	정윤석	내분비내과	헬스케어
164	아주대학교병원	㈜나노팬택	2018	곽종영	약리학	의료기기
165	아주대학교병원	㈜나인비	2016	정선용	의학유전학과	식품
166	아주대학교병원	㈜디일랩	2020	허재성	방사선종양학과	헬스케어
167	아주대학교병원	㈜메디폴리머	2019	김문석	미확인	미확인
168	아주대학교병원	㈜무진메디	2016	윤태종	약학	의료기기
169	아주대학교병원	㈜버드온	2018	윤덕용	의생명정보학	의료기기
170	아주대학교병원	㈜새날	2018	백상현	미확인	미확인
171	아주대학교병원	㈜셀레브레인	2018	서해영	해부학과	제약
172	아주대학교병원	㈜아반트릭스	2021	박도영	정형외과	제약
173	아주대학교병원	㈜아스트론	2019	홍지만	신경과	의료기기
174	아주대학교병원	㈜아이엠디팜	2016	박영준	약학	제약
175	아주대학교병원	㈜에비드넷	2017	조인산	미확인	헬스케어
176	아주대학교병원	㈜에이프롯바이오	2021	강호철	생리학과	지원 서비스
177	아주대학교병원	㈜와이뮨	2021	양시영	약리학	지원 서비스
178	아주대학교병원	㈜코스모스웨일	2020	김미란	산부인과	헬스케어
179	아주대학교병원	㈜팀제파	2016	장준석	미확인	의료기기
180	아주대학교병원	㈜플라리트	2017	김철호	이비인후과	의료기기
181	영남대학교병원	㈜셀렉소바이오	2021	이근우	척추정형외과	제약
182	영남대학교병원	㈜제이에스알메디컬	2016	김재황	대장항문외과	의료기기
183	울산대학교병원	㈜카티프라임	2019	박동휘	재활의학과	제약
184	원광대학교병원	㈜큐리진	2016	이완	치의예과	제약
185	이화여자대학교 목동병원	시너지에이아이㈜	2018	신태영	비뇨기과	헬스케어
186	이화여자대학교 목동병원	㈜엑솔런스 바이오테크놀로지	2019	권기환	심장내과	제약
187	이화여자대학교 목동병원	㈜온코인사이트	2017	나득채	의과학과	지원 서비스
188	이화여자대학교 목동병원	㈜이와이어라이너	2016	전윤식	치의학과	의료기기

189	인제대학교 백병원	㈜넥스세라	2020	박세광	미생물학	제약
190	인제대학교 백병원	브레인알디티㈜	2021	권용욱	정형외과	제약
191	인제대학교 백병원	㈜비웨이브	2019	이승환	정신건강의학과	헬스케어
192	인제대학교 백병원	㈜쉐어앤서비스	2020	최희은	재활의학과	헬스케어
193	인제대학교 백병원	㈜스킴스바이오	2016	김창근	의과대학	의료기기
194	인제대학교 백병원	㈜아이바이오코리아	2016	양재욱	안과	제약
195	인제대학교 백병원	㈜아이키	2016	권용욱	정형외과	의료기기
196	인제대학교 백병원	㈜티아이	2016	이홍채, 문성혁	안과	의료기기
197	인제대학교 백병원	㈜프라비바이오	2019	박석주	신장내과	제약
198	인하대학교병원	MD데이터솔루션	2021	김범수	정형외과	헬스케어
199	인하대학교병원	맵사이언스	2016	이진수	감염내과	진단
200	전남대학교병원	㈜에코덤	2009	김성진	피부과	화장품
201	전남대학교병원	(유)인터메디	2017	윤택림, 윤상기	정형외과	의료기기
202	차의과대학교 분당차병원	㈜셀진	2018	손세일	척추정형외과	의료기기
203	차의과대학교 분당차병원	오가노이드사이언스㈜	2018	유종만	분자발생학	제약
204	차의과대학교 분당차병원	차메디텍	2013	김석진	미확인	식품
205	충남대학교병원	㈜메디튤립	2015	강민웅	흉부외과	의료기기
206	충북대학교병원	㈜바이오톡스텍	2000	강종구	수의학과	지원 서비스
207	충북대학교병원	㈜유로테크	2019	김원재	비뇨기과	의료기기
208	한림대학교 성심병원	㈜이뮨메드	2000	김윤원	미생물학	진단
209	한양대학교병원	㈜넥셀	2012	한충성	치의과	제약
210	한양대학교병원	코아스템㈜	2003	김경숙	의생명과학 연구소	제약

자료제공: 과학기술정책연구원 김석관 박사

별첨 3

별첨 3. 미국 주요 대학의 교직원 스타트업 창업 규정

대학	겸직휴직	이해상충	
MIT	• 전임교수는 중요한 경영상의 책임을 지는 위치를 겸직할 수 없음 • 스타트업 창업 목적 휴직으로 테뉴어나 연구년 사용에 불이익이 없어야 함 • 소속 학과는 관련하여 1학기 이상의 휴직을 고려할 수 있음	• 교수의 연구 및 교육활동을 우선 • 기존 연구 및 교육활동과 스타트업 활동의 명확한 분리를 요구 • 학내 자산 및 외부 과제의 결과물을 스타트업 활동으로 전용하는 것을 엄격하게 규제	
Stanford University	• 스타트업에서 교수진의 위치는 자문 및 컨설턴트 역할에 한정 • 상임 임원과 같이 기업 운영에 직접 참여하는 역할은 불가능	• 다른 대학 연구과제들과 스타트업 활동을 명확하게 구분 • 참여 교직원은 기업을 대신하여 학교와 협상하는 역할은 수행할 수 없음	
Carnegie Mellon University	• 상임 임원(operating officers: CEO, CFO, CTO, COO)의 겸직 금지 • 대학고용계약상의 헌신의무를 침해하지 않는 직무들에 한해 겸직을 허용 • 직무상 결근이 부득이한 직책의 취임을 위해 최대 2년간 휴직 가능	이해상충을 온라인 공시하며 공시된 내용을 연구부총장실과 연구진실성부서에서 리뷰 필요	
Georgia Institute of Technology	외부활동을 위한 10일 이상의 휴직은 학과장 승인 필요하며 별도의 스타트업 활동관련 규정은 없음	모든 이해상충에 대해 공시하고 이해상충 검토위원회 승인 필요	
Purdue University	스타트업 내 역할에 대해 학과장, 학장, 연구부총장 승인 필요	이해상충 시 학내연구 및 교육의무 우선할 것, 사전동시 및 부총장 승인 필요	

	학내설비	학생고용	지재권
	• 기존 연구실 공간과 스타트업 공간의 분리를 명시하고 있으며 한 장소에 있지 않을 것을 요구	• 학생 참여의 경우 관련하여 학과장의 승일 필요 • 무급/유급여부와 참여형태 등을 명확하게 명시해야 함	• 스타트업 기업에 대한 학내 지식재산권의 상업화는 Technology Licensing Office를 통해 진행 • 지식재산권의 이용 비용(연간 라이선스, 로열티, 지분참여)과 조건(독점적, 비독점적, 유효기간 등)은 협의하에 조정 가능
	• 스타트업의 목적을 위해 학내 시설의 사용을 금함	• 스타트업에 참여하는 학생들에 대해서 휴학을 권유하는 경우 학생들은 이를 학과에 알리고 조언을 받아야 함	• Office of Technology Licensing이 스타트업의 학내 지식재산권의 상업화를 지원 및 관리 • 스타트업에게 최대 1년까지 옵션선택권을 제공
	학내시설 및 서비스 이용에 대해 학과장 또는 학장 승인 필요하며 2년 초과하지 못함	특별규정 없음	Center for Technology Transfer and Enteprise Creation에서 학내 지재권 상업화 관리 지원 지재권 이용은 주로 지분투자와 로열티 지급
	특별규정 없음	스타트업 활동에 참여하는 학생들의 이해상충에 대해 공시하고 이해상충 검토위원회 승인 필요	지분참여, 로열티, 라이센스비 선택은 개발자와 합의하여 결정되며 로열티의 경우 상업화 성과에 따라 스타트업과 개발자, 대학 분배비율이 다름
	학내시설 사용 시 사전 승인 및 사용료 지급	특별규정 없음	지재권 상업화 관련Office for Technology Commercialization 승인 필요

University of Illinois -Urbana Champaign	창업에 대한 별도조항 없음	이해상충 공시 이해상충의 관리계획안 학장의 승인 필요
University of Michigan Ann Arber	창업 포함하여 휴직 최대 1년 제한, 학장 승인 필요	이해상충에 대한 공시 의무, 학과 내 교수위원회 리뷰 받아야 함
University of Southern California	기업 상임 임원활동을 위해 학장 추천 및 교무처장 승인 필요 최대 1년간 휴직 가능	Professional Conflict Review Committee (PCRC)의 사전승인 필요
Texas A &M University	학장은 교직원 겸직활 겸 승인 권한 매년 재심사 및 승인	이해상충 발생 시 제한 가능
Cornell University	2주 이상 무급휴직 시 학장 승인 필요 창업관련 휴직 및 겸직 규정 없음	창업시 발생하는 수익 공시 의무 이해상충위원회 운영
Columbia University	일주일에 하루는 승인 없이 외부활동 가능 기업 설립 시 학장 승인 필요	이해상충에 대해 학장과 논의해야 함
University of California - Los Angeles & San Diego	일주일에 하루 외부활동 허용	외부활동으로 인한 모든 이해상충관계 검토해야 함
University of Wisconsin - Madison	학술활동 여부와 관계없이 교직원의 외부활동은 자유로움	이해상충 발생 시 학과장 및 학장 포함한 위원회 승인 필요
University of Pennsylvania	외부활동 금지 전문가 자문은 파트타임만 허용되며 학장에 사전 고지 필요	이해상충에 대해 학과장과 학장에게 적절성 확인 필요
University of Oxford(UK)	모든 외부활동은 학과장 또는 상위 책임자 승인 필요	이해상충위원회와 상의 필요

출처: 바이오 스타트업 육성 방안 (국가과학기술자문회의 2016)

	초기단계에서 학내 연구보육 공간 제공	학생고용 관련 학과장 승인 필요	The office for Technology Management에서 지재권 관리
	학내 시설물 사용 시 승인 필요	특별규정 없음	Office of Technology Transfer의 지원하 수행 학내 스타트업에 대한 별도규정 없음
	학내시설 사용 시 승인 필요	Professional Conflict Review Committee(PCRC)의 사전승인 필요	Office of Technology Licensing의 절차준수 필요
	개인적 목적으로 학내 설비 사용 금지	특별규정 없음	Office of Technology Commercialization에서 대학소유 지재권 담당
	학장 승인 및 비용 지불 후 학내시설 사용 가능	특별규정 없음	Center for Technology Licensing에서 학내재산권 관리
	학내시설의 개인적 이용 금지(타 기관의 이용은 가능)	특별규정 없음	Columbia Technology Ventures가 기술권리, 창업활동, 외부 산학협력 담당
	학내시설 개인적 이용금지 대학 이메일 이용 시 보안사항 주의	학생고용 시 학장 승인 필요	지식재산권에 대한 대학의 권리에 대해 기업에 고지 의무 있고 반드시 대학과 협의 필요
	외부활동 위해 대학 내 시설 사용 시 학과 허가 필요	특별규정 없음	특별규정 없음
	특별규정 없음	특별규정 없음	교직원은 대학이 소유한 모든 지재권을 보호할 의무를 지님
	이메일을 포함한 대학자산을 학장 허가 없이 사용 불가	특별규정 없음	특별규정 없음

AI시대 보건의료산업인을 위한

헬스케어 발명특허와 기술사업화

2024년 11월 20일 인쇄
2024년 12월 10일 발행

저자 | 김성훈

임프린트 | 도서출판 대한의학
발행인 | 신은주
책임편집 | 황인애
출판등록 | 2003년 9월 27일 제 25100-2014-000011호
발행처 | ㈜에스앤씨퍼블리싱
주소 | 서울특별시 구로구 디지털로 288 대륭포스트타워1차 1209호
전화 | (02)921-0653
e-mail | medbook2000@daum.net
홈페이지 | www.dhmbook.co.kr
www.medbook.co.kr

정가 | 28,000원
ISBN | 979-11-5590-293-6 93510

이 책은 저자와의 계약에 의해 ㈜에스앤씨퍼블리싱에서 발행합니다.
이 책의 내용 일부 혹은 전부를 무단으로 복제하는 것은 법적으로 금지되어 있습니다.
도서출판 대한의학은 ㈜에스앤씨퍼블리싱의 의학 전문 임프린트입니다.

인쇄나 제본 과정에서 잘못된 책은 교환해 드립니다.